血糖値は食べて下げる寝て下げる

糖尿病専門医
田中俊一
管理栄養士
浅野まみこ

アスコム

質問

血糖値が高くて、主治医と相談して食事療法をしています。1日のカロリー摂取を必要最小限にして、糖代謝がスムーズに行われるように気をつけています。そのうえ私は太り気味なので、標準体重まで減量して肥満を解消するためにがんばっています。

ですが、思ったように血糖値は下がりませんし、体重もあまり減りません。

血糖値を下げるために、しっかりカロリー計算をしている今のやり方を続けるべきでしょうか。

答え

今のあなたのやり方は、はっきりいって、

間違っています！

私は、糖尿病の専門医として、延べ20万人以上の患者さんを診てきました。そのなかで、カロリー計算をもとに指導をしたことは一度もありません。

なぜなら、カロリー計算による指導では、血糖値は下がらないからです。

はじめに

▼カロリーにこだわっているから、糖尿病を改善できない

血糖値コントロールのやり方は、医師によってさまざまでしょう。それでも、あえて私は、カロリー計算に基づく食事指導は無駄だと言っています。

そもそも血糖値が高くなっている理由は人それぞれだからです。

血糖値が高いのは、体質や体の状態はもちろん、生活習慣や精神的なコンディションなど、さまざまな要因が考えられます。

暴飲暴食が、おもな原因の場合もあるでしょう。仕事や私生活のストレスが大きく影響しているかもしれません。生活スタイルが、血糖値を上げるファクターになっている、そんなケースもあるでしょう。

つまり、同じものを食べていても、血糖値が高くなる人もいれば、正常値の人もいるということです。

また、たとえ1日の食事を1500キロカロリーに制限したとしても、旬の食材なのか温室栽培したものかで、同じ食材でも異なるエネルギーになるということは、直感的に理解できるのではないでしょうか。

さらに、食べ方によっても変わります。よく噛んで食べた場合と、飲みこむようにドカ食いした場合では、同じように消化吸収されるわけがありません。

そして、それ以上に、メンタルの状態が強く影響します。食行動はメンタルの影響をもろに受けるのです。

たとえば、「仕事で失敗した」とか、「夫婦げんかをした」とか、イヤなことがあって気分が落ち込んだとき、食事が喉を通らなかったという経験はありませんか。ムリに口に入れても、ぜんぜん美味しくない、味すらしない、と感じたこともあるでしょう。私たちの脳は、とても正直です。気持ちの波に実に敏感に反応します。不安などを感じると、ストレスホルモンが放出され、胃や腸のパワーは一気に落ちてしまいます。こんな状態のときに「カロリー的に正しい食事」をしたとしても、食べたものをしっかり消化吸収することができないのです。

逆に、気のおけない友人や家族と楽しく食事をしているとき、リラックスしたあなたの体のなかでは、オキシトシンがどばどば出ているはずです。オキシトシンは「幸せホルモン」ともいわれています。当然、消化吸収もスムーズに進むので、多少食べ過ぎたとしても、消化吸収はちゃんと行われるでしょう。もう、おわかりいただけたと思います。「あなたの1日の摂取カロリーはこれだけです」といって、誰もかれも同じように管理しても意味はないのです。

誰と食べたのか？
どんな気持ちで食べたのか？
どんな風に食べたのか？
たとえ同じものを食べても、
体に与える影響、消化吸収は
大きく変わってしまうのです。

▼血糖値を下げたければ、体を燃やしなさい

では、血糖値を下げるにはどうすればいいのでしょうか。

実は、ひとつだけ、どんな人にも有効な方法があるのです。

代謝力、つまり「燃やす力」を上げていくことです。

糖尿病や高血糖とは、体内で余ったエネルギーの処理がうまくいかず、さまざまな問題が起きている状態です。

食事で得た成分は、体内で消化・吸収される過程で化学的な変化、つまり「代謝」によって、エネルギーとして利用され、不要な物は排泄されます。

この消化、吸収、代謝、排泄という流れがきちんと行われないと、太りやすく痩《や》せにくい体になり、肥満や血糖値の上昇にもつながってしまうのです。

代謝力を上げる「正しい食事」のポイントは2つです。

賢く食材を選ぶ「食選力®」と、賢く食べる「食事力」を身につけることです。

血糖値を改善するために、とりあえず食事の量を減らしたり、食べないダイエットに取り組む人は多いでしょう。

ところが、それは逆効果なのです。

消化吸収・排泄を担っているのは腸です。その腸の健康を支える腸内細菌は「糖質」をエサにしています。だから、極端な糖質制限をすると、腸内細菌はエサを失って弱ってしまいます。こうなると腸が不健康になって消化吸収がうまくいかなくなり、結果的に太りやすくなります。もちろん血糖値の上昇にもつながります。

糖質＝悪ではないのです。

糖質を含む食材のなかから「血糖値の上がりにくいもの」を選んで、「血糖値を上げにくい食べ方」で食べればよいのです。

このように、「よかれと思って」やっているうちに、「体の代謝力を落とす」→「太る」→「血糖値が上がる」という流れを作ってしまう「間違った努力」を、あなたは続けていませんか？

安定した血糖値、健康で元気な体を取り戻すには、正しい「食選力」と「食事力」を学んで、理解し、実践することが一番の近道なのです。

▼よく寝るだけで、血糖値はみるみる下がる

体の代謝力を上げるために、大事なポイントがもうひとつあります。それは、睡眠です。

「睡眠不足」と「肥満」に強い因果関係があることは、さまざまな研究で明らかになっています。

「胃の痛み、胸やけが続く」「便秘や下痢を繰り返す」などの胃腸の不調のほとんどは、睡眠不足が原因です。

良質な睡眠がとれない状態が長引くと、胃腸の働きが鈍くなります。すると「体の代謝力が低下↓太りやすくなる↓血糖値が上がる」という悪循環ができてしまいます。いくらカロリーに気を使っても、全身のコンディションが悪く、食べたものをきちんと消化吸収できなければ、意味がありません。

また、ちゃんと寝ているはずなのに疲れが取れないなど、睡眠に問題を抱えている場合、「睡眠《すいみん》時《じ》無《む》呼《こ》吸《きゅう》症《しょう》候《こう》群《ぐん》」というこわい病気が隠れている可能性もあります。

これについては第2章で詳しく説明します。

最近の研究によって、睡眠時無呼吸症候群が、糖尿病をはじめとした、さまざまな病気の原因のひとつであることもわかってきました。

実際に、睡眠の問題を解決しただけで、血糖値が劇的に下がったという患者さんもたくさんいらっしゃいます。

「糖尿病」と「睡眠」は、切っても切れない関係にあるのです。

糖尿病の治療は、1週間や2週間で終わるものではありません。長い付き合いになるからこそ、「続けていけること」をやらなければ、意味がありません。

長年、患者さんと向き合うなかで、本当に効果があるのは「誰でも確実に効果が出て、ラクに継続できるもの」しかない、ということがわかってきました。

「続けられること」こそが、唯一、絶対にうまくいく治療法なのです。

「続けられること」とは、つまり、本書でお伝えする「正しく食べて、ちゃんと寝る」方法です。

体重や血糖値が安定している人は、消化吸収をする胃腸の調子がよく、代謝が高い状態をキープできているのです。

あなたも、本書の内容を理解し、実践して、代謝力を上げていけば、血糖値の安定した、薬いらずの体を手に入れられるでしょう。

なお、正しく食べるための「食選力」と「食事力」は、管理栄養士の浅野まみこ先生が提唱しておられるもので、私が実践してきた糖尿病治療とも重なる画期的な考え方です。

その方法論に基づき、第1章では浅野先生に、今日からすぐに取り組める食生活のコツやポイントを余すところなくお話しいただきました。

第2章、第3章では私が睡眠と生活習慣のコツをお話しします。

本書に載っているのは、体が本来持っているパワーを引き出し、高血糖に悩むみなさんをどんどん健康にしていく、もっとも簡単で最強の方法です。

ぜひ今日から、すぐにでも実践してみてください。

田中俊一

※「食選力」は株式会社エビータの登録商標です。

CONTENTS

第2章

「燃える」睡眠力を手に入れる

第3章 心と体を変えて「燃える体」になる

第1章

「燃える」食事力と食選力を身につける

「カロリー制限」では、血糖値は下がらない

▼あなたの「血糖値コントロール」は間違っている？

この章では、私、管理栄養士の浅野まみこが、代謝力を上げる食事のコツをご紹介します。

健康診断などで、血糖値が高くなっていると指摘されると、まず厳しい食事指導を受けるでしょう。

毎日の食事内容を細かくチェックされ、食べる量までいちいち制限されて、面倒なカロリー計算をやらされる――。

それで、なんとか血糖値を下げようということなのでしょうが、実際にやってみる

と、とても大変ですよね。この先、糖尿病になってツラい思いをしないためだとわかっていても、空腹に耐えられず、なかなか言われたとおりにはできません。

でも、実はこの**厳しいカロリー制限では、血糖値は下がらない**と聞いたら、あなたはどう思いますか。

こんなにツラい思いをしているのに、それが無意味だなんて、と怒りがこみあげてくるかもしれません。

しかし残念ながら、これは事実なのです。

カロリー制限では、血糖値は下がりません。なぜなら、**同じカロリー量を摂取しても、「誰と」「何を」「どのように」「どんな気持ちで」食べたのかによって、体に与える影響、消化吸収の状態が大きく変わる**からです。

だから、カロリーだけにこだわっていても、うまく血糖値を下げられないのは当然のことなのです。

血糖値がしっかりコントロールできていない人は、代謝がうまくできていません。さらに、内臓の働きもボロボロなので、うまく消化吸収ができない状態になってしまっています。

そのため、多くの人は便秘や下痢を繰り返します。胃の痛みや胸やけに悩まされている人も少なくありません。それは、胃腸のパワーが弱まり、消化吸収に問題が起きている証拠なのです。

だから、あなたがまず取り組むべきは、意味のないカロリー制限ではなく、**消化吸収がスムーズに行われる食べ方を身につけ、代謝力を上げていく**ことです。

代謝が上がると、体の調子はよくなり、内臓もしっかり機能してきます。食べたものを効率よく燃やしてエネルギーに変えられるようになります。あなたの体は、いわゆる「燃える体」に生まれ変わるのです。

「燃える体」になれば、同じものを食べたとしても、太りにくくなります。結果的に血糖値の安定した体になるのです。

▼「食選力」で、あなたの代謝力はみるみる上がる

では、「燃える体」になるには、どうすればよいでしょうか。

それには、たった2つのことに気をつければいいのです。

「食選力」と「食事力」です。

食材を賢く選ぶ「食選力」と賢く食べる「食事力」を身につけると、代謝がみるみる上がります。

「食選力」と「食事力」。どちらも、聞き慣れない言葉でしょう。でも、そんなに難しい話ではありません。

「食選力」とは、体の消化吸収力を高め、内臓を元気にする食べ物を選ぶ力のことです。「食事力」は、食べたものを体の中でより燃やしやすくするための、いわば食べ方のコツです。

たとえば、「糖質オフダイエット」で話題となった「糖質」。

糖質は、エネルギーを作る際に、最初に使われるという性質があります。ですので、体の代謝がスムーズに行われるためには、一定量、必ず摂らなければいけません。


この糖質を完全に悪者にしたのが糖質オフダイエットです。

糖質オフダイエットでは、糖質の摂りすぎが肥満の原因だと考え、ご飯やパン、麺類などの糖質が多く含まれている炭水化物の摂取を完全に排除します。逆に、肥満の原因は糖質だけなので、糖質を含まないものであれば満足するまで食べても構わないとしています。だから、空腹のストレスがない、ツラくないから続けられると、一時期、話題になりました。


でも、必要な糖質まで摂取していないのですから、うまくいくはずがありません。

糖質は、代謝の際に使われるだけではなく、腸内細菌のエサにもなるのです。腸内細菌とは、いわゆる善玉菌のことです。

ところが過度の糖質制限をするとどうなるでしょうか。エサがなくなると、腸内にいる善玉菌が弱ってしまいます。善玉菌が弱くなると、反対勢力の悪玉菌が強くなります。

悪玉菌だらけになることで、腸内環境は悪化します。当然、消化や吸収のパワーも落ちてしまい、体が必要としている栄養がしっかり体中に行き渡らなくなります。そして、代謝に必要な燃料が足りなくなってしまうのです。

燃えやすい体を作るには、適度な糖質をしっかり摂ることが必要です。またどのように糖質を摂るのかも大切です。こうしたことを理解して実践するのも「食選力」のひとつなのです。

▼代謝に不可欠な「食事力」は、こう身につける

では、「食事力」とは、どんなものなのでしょうか。

どんなにしっかり食べるものを選んでも、ちゃんと消化・吸収できなければ意味がありませんよね。**食事の仕方や調理の方法、食べる順番などにも気を配って、効率的に代謝を上げていくこと**。これが「食事力」です。

たとえば、食材をいつもより大きめに切ってみる——。

たったこれだけで、体の代謝力は劇的によくなります。普段より、よく噛んで食べるようになるからです。つまり、同じものを食べていても、より多くの栄養分を体に吸収することができるのです。

このように、**普段食べている物の選び方や食べ方をちょっと工夫するだけで、体の代謝力を格段に上げる**ことができます。

まずは、「食選力」の3つのカギについて詳しくお話ししましょう。

①腸内環境を整えて消化吸収パワーを高める

②食べたものを燃やす燃料を効率よく摂る

③内臓を元気にするのに必要な栄養素を摂る

興味のある項目から読み進めていただいて構いません。自分がすぐにできそうなこと、おもしろそうだと思ったことから、ぜひ試してみてください。

食選力のポイント①

汚腸から「美腸」で腸をきれいにする

▼汚腸の人は、肥満&高血糖まっしぐら！

「血糖値を下げるのに腸？」と思うかもしれません。でも、燃える体を作るためには、何よりもまず腸内環境を整えることがとても大切なのです。

腸が整っている「美腸」の人は、消化吸収がスムーズで代謝もよく、食べたものがスピーディーによく燃えます。腸内環境が悪化している汚腸の状態だと、代謝が鈍《にぶ》り、太りやすくなります。そして、血糖値の上昇にもつながっていくのです。

また、腸には、気持ちを落ち着かせてくれる「セロトニン」というホルモンを分泌する役割もあります。汚腸になると、その働きも鈍ってしまうので、精神的に不安定になります。

ストレスは血糖値を上げる原因になるので、ますます血糖値のコントロールがしづらい状態になってしまうでしょう。


腸の中には、人間にとって役に立つ「善玉菌」、有害な働きをする「悪玉菌」、どちらでもない「日和見菌《ひよりみきん》」の3種類の腸内細菌がいます。

悪玉菌が増えると、腸内環境は悪化します。ですので悪玉菌を減らして、善玉菌を増やす必要があります。


腸内の善玉菌と悪玉菌のバランスは、食べ物で整えることができます。

ポイントは、**善玉菌を含む発酵食品と、善玉菌の好物である食物繊維をしっかり食べること**。

詳しくは後述しますが、善玉菌の好物は、水溶性食物繊維です。だから、水溶性食物繊維をたっぷり含んだ食材を積極的に摂れば、善玉菌を増やすことができます。また、善玉菌の代表として有名な、乳酸菌やビフィズス菌などが含まれる発酵食品をこまめに食べることでも、腸内環境を改善することができます。発酵食品に含まれる菌たちは、胃に入ると胃酸でほとんど死んでしまうのですが、死んでいても腸の中で生きている菌たちのエサになります。

一方、悪玉菌の好物は肉や脂《あぶら》です。肉類や脂をたっぷり含む食材ばかり食べていると、腸内環境はどんどん悪化して、燃えにくい体になってしまいます。

生まれたばかりの赤ちゃんの腸内には、100億個以上の善玉菌がいます。しかし善玉菌は年齢とともに減っていき、なんと、50代になると100分の1、1億個まで激減してしまうのです。

だから、歳を取ってきたら、若いとき以上に腸の健康を意識した食生活をする必要があるのです。

▼くさいおならは、腸内環境の危険信号

腸内環境が悪化しているサインは、いろいろあります。たとえば、おなら。とくに臭《にお》いのきついおならがたくさん出るという場合には、食生活を見直した方がよいでしょう。腸内のガスはおならになるだけでなく、口臭や体全体の体臭にもつながります。周りの人に「くさい」と思われないためにも要注意です。腸を整えることは、燃えやすい体をつくるだけでなく、心と体を健康に保つためにもとても大切だということを覚えておきましょう。

▼朝は、一杯のみそ汁から始める

発酵食品とは、微生物などの働きによって食材を発酵させたものです。ヨーグルト、チーズなどの乳製品や、納豆、みそ、漬け物、かつお節、キムチなどがあります。お酒やお酢なども発酵を利用した食品です。

発酵食品は乳酸菌などを多く含んでいるので、食べることで腸内の善玉菌を増やすことができます。この乳酸菌のエサとなるのが食物繊維です。

つまり、乳酸菌と食物繊維を一緒に摂ることができる食材が、腸内環境にとっては最高の食材といえます。

実は、うってつけの食べ物があります。それが「みそ汁」です。**日本人におなじみのみそ汁こそ、発酵食品に含まれる善玉菌と、そのエサとなる食物繊維を一度に摂ることができる食べ物**なのです。

みそ汁に、食物繊維が豊富な野菜やワカメなどの海藻を入れて飲めば、腸内環境を一度に整えてくれます。

発酵食品には「動物性」のものと「植物性」のものがありますが、一般的に、日本人の体に合いやすいのは、植物性のものといわれています。その代表格こそ、みそなのです。

身近な発酵食品を取り入れて腸を整えよう

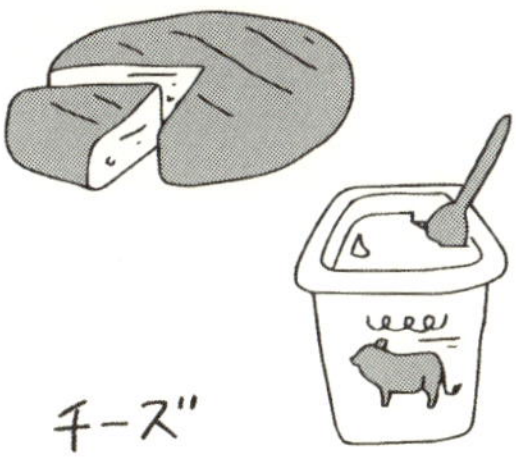

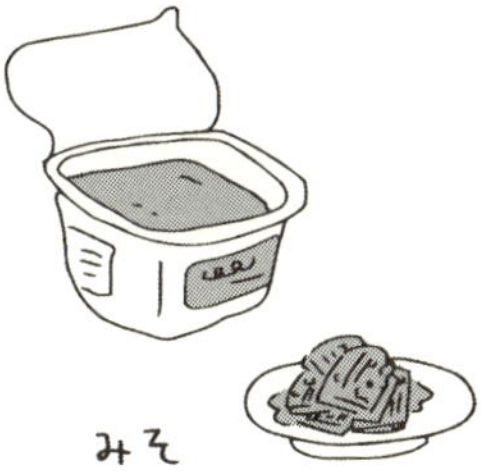

動物性発酵食品	植物性発酵食品
チーズ	みそ
ヨーグルト	ぬか漬け
ナンプラー	キムチ
アンチョビ	納豆
塩辛	ピクルス
	塩麹
	ザワークラウト
	テンペ

あなたも「朝食に一杯のみそ汁」を習慣にしませんか。もともと日本人に合った食べ物ですから、それほど抵抗はないはずです。腸内環境を手軽に効率よく整えるためにも、ぜひ試してみてください。

▼なぜ納豆は、賞味期限ぎりぎりがいいのか

納豆ほど、好き嫌いが分かれる食べ物もないのではないでしょうか。しかしながら、安くて手軽に手に入る栄養食品です。そのため、テレビの健康番組で取り上げられるたびに、スーパーの棚が空っぽになってしまったりします。

納豆は、大豆を納豆菌によって発酵させたものです。大豆たんぱくのほか、乳酸菌と食物繊維、ビタミンやミネラルが含まれています。

納豆菌は強力な菌で、胃酸にも耐えて生きて腸まで到達できる割合が高いといわれて

います。

そして、**製造から日が経つにつれ発酵が進んで菌の数がどんどん増えていくのです。**賞味期限は「おいしく食べることができる期限」ですので、その範囲内で、十分に熟成させてから食べた方が、たくさんの菌を体に取り入れることができるのです。

▼美腸にとって大切な味方、食物繊維はこう摂る

腸内環境を整えるために、発酵食品と一緒に摂りたいのが食物繊維です。先ほどもお話ししたとおり、食物繊維は、腸を元気にしてくれる腸内細菌たちがエサにする大切な栄養素なのです。

食物繊維には、水に溶ける「水溶性食物繊維」と、水に溶けない「不溶性食物繊維」の2種類があります。腸内細菌の好物は、水溶性食物繊維です。

では、不溶性食物繊維は不要なのかといえば、そうではありません。

実は、不溶性食物繊維は、腸内で水分を含むと、何倍にも膨張します。何倍にも膨らんで便のかさを増すことで、太い便になります。これが腸内に溜まると腸壁《ちょうへき》を刺激します。この刺激によって、腸の排便を促す運動である蠕動《ぜんどう》運動が活発化し、排便につながるのです。

水溶性食物繊維の代表は、ペクチン、グルコマンナン、ベータグルカンなどで、ゴボウ、もち麦、きのこ、海藻などに多く含まれています。「糖と脂肪の吸収を抑える」という効能をうたっている食品に入っている難消化性《なんしょうかせい》デキストリンも、水溶性食物繊維です。

一方、不溶性食物繊維の代表は、セルロースやリグニンで、豆、野菜、きのこ、海藻などに多く含まれています。ただし、不溶性食物繊維を摂るときには、必ず水分も一緒に摂るようにしましょう。水分が不足すると、本来の働きができないだけでなく、便秘につながることがあります。

食物繊維が豊富な食材を意識して食べよう

		水溶性食物繊維(g)
野菜・果物	らっきょう	18.6
	にんにく	4.1
	プルーン(乾)	3.4
	ごぼう	2.3
	アボカド	1.7
	オクラ	1.4
	干し柿	1.3
穀類	もち麦	9.0
	押麦	6.0
	玄米	0.7
きのこ類	乾しいたけ	3.0
	なめこ	1.0
	えのき	0.4
大豆・豆類	納豆	2.3
	豆みそ	2.2
芋類	さつまいも	1.1
	里芋	0.9

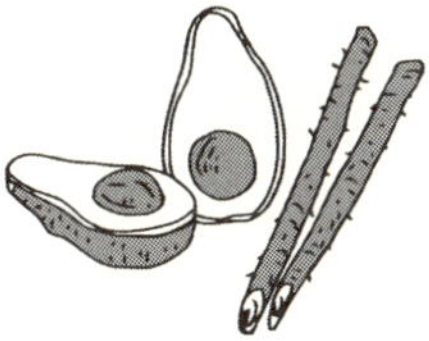
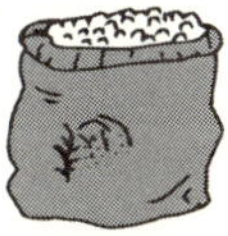
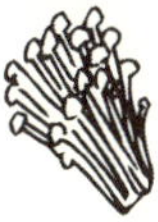

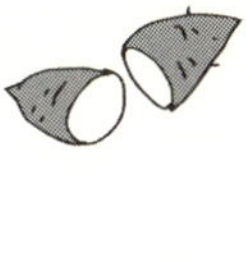

量に注目

(100 g あたりの食物繊維量)
「日本食品標準成分表 2015 年版(七訂)」に基づき数値を計算

不溶性食物繊維はきのこ類でたっぷり摂れる

		不溶性食物繊維(g)
野菜・果物	かんぴょう(乾)	23.3
	切り干し大根(乾)	16.1
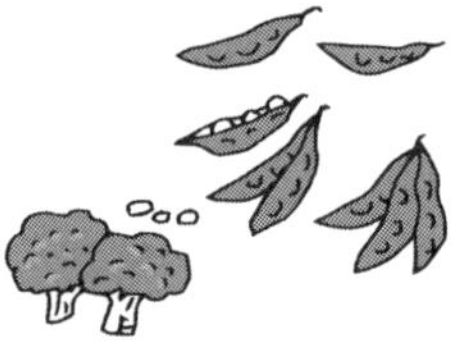	グリンピース	7.1
	えだまめ	4.6
	モロヘイヤ	4.6
	ブロッコリー	3.7
	オクラ	3.6
穀類	もち麦	3.9
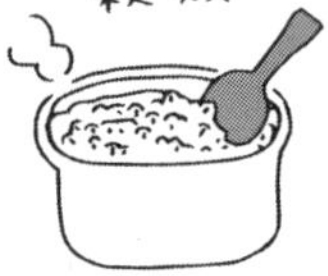	押麦	3.6
	玄米	2.3
きのこ類	きくらげ(乾)	57.4
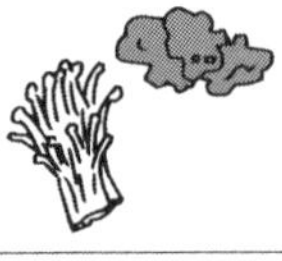	乾しいたけ	38.0
	えのき	3.5
大豆・豆類	おから	11.1
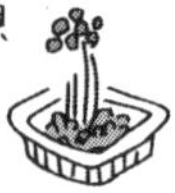	納豆	4.4
芋類	しらたき	2.9
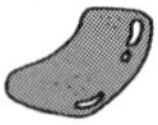	こんにゃく	2.4

（100 g あたりの食物繊維量）
「日本食品標準成分表 2015 年版 (七訂)」に基づき数値を計算

水溶性食物繊維は、消化液を含むとゲル状になり、胃と腸管に膜をはって糖と脂肪の吸収を阻害するため、血糖値の急激な上昇を抑える働きもあります。

▼こんなにすごい！　もち麦は水溶性食物繊維の宝庫

食物繊維を含む食品の代表格として、私がとても注目しているのが「もち麦」です。もち麦とは大麦の一種です。炊いたときのぷちぷち、もちもちとした食感が特徴です。

もち麦には、なんと白米の約25倍、玄米の4倍もの食物繊維が含まれています。

もち麦に含まれている水溶性食物繊維（ベータグルカン）は、善玉菌のエサになって、腸内環境を整えるだけではありません。腸でゲル状になるため、糖の吸収を阻害してくれるのです。

そして、なにより、食後の血糖値の急な上昇を抑えてくれます。もち麦は、消化のスピードが緩やかなため、急激に血糖値が上がりません。白米の血糖値の上がり方と比べると、もち麦の血糖値の上がり方は半分のスピードになるようです。

また、強い粘りが脂質を吸着し、排出の手助けもしてくれるという優れものです。普段食べている白米にもち麦を混ぜて食べるだけで、白米のカロリーと糖質を抑え、食物繊維をしっかり摂ることができます。

私がおすすめする食べ方は、**もち麦7に白米3の割合でごはんを炊く**こと。ただ、もち麦の効果は絶大なので、慣れるまでは、白米に対してもち麦が3割くらいから始めるとよいかもしれません。

いずれにしても、もち麦は白米に比べると、ビタミンB_1、亜鉛《あえん》や葉酸《ようさん》、食物繊維などの栄養素も豊富です。バランスの取れた食生活を送るうえでも、非常に便利な食材です。

主食の中でもち麦は圧倒的第1位！

	食品名	食物繊維量(g)
1位	もち麦(生) 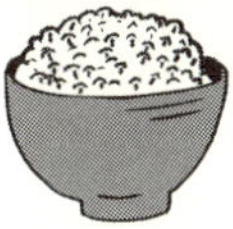	12.9 白米の25倍
2位	押麦(生)	9.6
3位	雑穀(五穀)	5.1
4位	そば粉(生・全層粉)	4.3
5位	発芽玄米(生)	3.1
6位	玄米(生)	3.0
7位	そば(生)	2.7
8位	マカロニ・スパゲッティ(乾)	2.7
9位	うどん(生)	1.2
10位	白米(生)	0.5

（100 g あたりの食物繊維量）
「日本食品標準成分表 2015 年版（七訂）」に基づき数値を計算

▼「高カカオチョコレート」は一粒で二度おいしい

「血糖値を下げる」としてブームになったものに、高カカオチョコレートがあります。カカオ成分が70%以上のチョコレートのことです。

カカオ豆に含まれる**カカオポリフェノールには、体内でインスリンの働きを高める効果があり、血糖値を下げる**という研究結果が発表されています。

また、最近になって、カカオ豆に含まれているたんぱく質のカカオプロテインが腸内環境を整えてくれることもわかってきました。

この**カカオプロテインを善玉菌が食べることで発生する短《たん》鎖《さ》脂《し》肪酸《ぼうさん》が、腸内環境を整える物質**なのです。

食べることで血糖値を下げ、腸内環境を整えてくれる、一粒で二度おいしいスイーツといえるでしょう。

もちろん、チョコレートの食べ過ぎは糖分の摂り過ぎになってしまいます。1日あたり板チョコの3分の1くらいの量にしておくとよいでしょう。

カカオポリフェノールは体内に入って2時間くらいで排出されてしまいますので、この量を1日の中で何回かに分けて、食べるのがおすすめです。

食選力のポイント②

燃えるための「燃料」をしっかり摂る

▼燃える体をつくるには、まず燃料補給から！

「劇的に痩《や》せる！」と、ブームになった糖質制限ダイエット。これは食事に含まれる糖質を減らす、あるいはゼロにすることで痩せるというものです。しかし、私は糖質をゼロにするという極端な食事制限はおすすめしていません。

先ほども触れましたが、**食事に含まれる糖質すなわち炭水化物は、焚《た》き火やキャンプファイヤーの着火剤に相当するもの**です。

炭水化物は最初に燃えるため、まずこれを燃やしてから、不足している場合には脂質、たんぱく質を順に燃やすという流れになります。

ところが**糖質をゼロにしてしまうということは、新聞紙などの着火剤なしにいきなり薪《まき》に火をつけるようなもの**。これではスムーズに代謝をすすめることができません。

極端な糖質制限ダイエットは、糖の代謝を抑制し、逆に太りやすい体にしてしまうのです。

もちろん、糖質ばかりの食事はバランスがよくありません。でも「燃える体」になるためには、着火剤として「適量の炭水化物」を食べる必要があるのです。

一般に「糖質＝甘いもの」を指すと勘違いしている人が多いようです。しかし、甘いものの総称は「糖分」であり、ブドウ糖や果糖などの単糖類とそれを合わせた異性果糖を含む液糖などが代表格です。

糖質はそれらの単糖類に砂糖（しょ糖）などの二糖類、でんぷんなどの多糖類を加えたものすべてを指し、糖質に食物繊維を加えたものが「炭水化物」と呼ばれます。

ここで私が「糖質を摂ろう」とおすすめしているのは、「甘いものを食べよう」という意味ではありません。多糖類のような炭水化物の状態のものを体で分解しながら吸収することが大切です。ダイレクトに吸収されて即座に血糖値を上げるブドウ糖や液糖は、インスリンが大量に出ることで脂肪の蓄積につながるため、体によくありません。

果糖は血糖値を上げず、即座に肝臓で処理されるため、中性脂肪をため込むことにつながります。また食欲増進作用があることもわかっていますので、やはりおすすめできません。

▼「加工肉」では、脂肪は燃えない

「1日に必要な、たんぱく質量は、どのくらいですか?」

あなたはわかりますか。これは、患者さんからよく受ける質問です。

肉や魚=たんぱく質と考えた場合には、体重1キロあたり1日に1グラムが適正量です。つまり、体重50キロの人なら、1日に50グラムのたんぱく質を食べればいいでしょう。

「えっ、それだけ？」

と思うかもしれません。でも、これは純粋なたんぱく質の重量なので、肉や魚の重さそのものではありません。

では、外食などで食べるハンバーグ200グラムの中に、どのくらいのたんぱく質が含まれているかご存知でしょうか。

おそらく、50グラムあるかないかでしょうか。というのも、外食などで食べている肉は、実は脂肪分の多い部位や、油を多く使ってカサ増ししている商品がほとんどなのです。ですから、**含まれているたんぱく質量は、総重量からかなり割り引く必要がある**のです。

たんぱく質は、熱を産みだして代謝を上げる筋肉はもちろん、細胞、血管、酵素など体のさまざまな材料になります。

また、食事によって消費するエネルギー、食《しょく》事《じ》誘《ゆう》発《はつ》性《せい》熱《ねつ》産《さん》生《せい》（DIT）を高めてくれる働きもあります。このDITは、1日に消費するエネルギーのうち1割を占めています。

たんぱく質が不足すると、筋肉の量が減少し、血流も悪くなり、代謝が落ちて脂肪が燃えにくい体になってしまうのです。

たんぱく質が多い肉、魚、卵、大豆などには、糖質の燃焼をサポートするビタミンB_1やB_2などのビタミンB群、カルシウム、鉄、亜鉛など不足しがちな栄養素が豊富に含まれています。どれも代謝を上げるために不可欠な栄養素なので、良質なものをきちんと食べることが大切です。

肉を食べる際には、**ハムやソーセージなどの加工肉ではなく、ステーキなどの塊《かたまり》肉を食べる**ようにしましょう。

ハムやソーセージ、ナゲットなどの加工肉には、さまざまな添加物が入っています。また、油や小麦粉、塩分なども多く含まれています。ですので、外食のハンバーグ同様に、見た目の大きさよりもたんぱく質含有量《がんゆうりょう》が低いのです。

とんかつや天ぷらなどの揚げ物も注意が必要です。衣（糖質と油）がたっぷりついているからです。食べるときには、一口カツより、衣の量が少ない一枚カツを選ぶようにしましょう。もちろん、ヒレやササミなどの、脂肪が少ない部位を選ぶのもよいでしょう。

さらに注意が必要なのはソースです。とんかつソースには、実は砂糖がたっぷり含まれています。「衣＋ソースたっぷり」の組み合わせは、血糖値には最悪です。どうしても、とんかつが食べたい、なるべく血糖値を上げたくない、というなら、ソースではなく塩とコショウで食べることをおすすめします。

次ページの表にたんぱく質が多く含まれる食材をまとめていますので、日ごろから積極的に摂ることを心がけましょう。

見た目のサイズにだまされないことが大事

たんぱく質含有量

	食材	一食分目安量	g	たんぱく質量(g)
肉 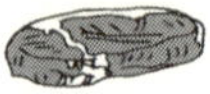	豚ヒレかたまり	ヒレカツ1人前	100	22.2
	牛ヒレかたまり	ステーキ1人前	100	19.7
	鶏ささ身	ささ身1.5本	80	19.6
	鶏むね(若鶏)	1/4切れ	80	19.5
	鶏もも(若鶏)	唐揚げ用3個	80	17.6
魚 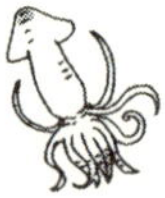	いか(焼)	1/2杯	90	20.7
	かつお	たたき5切れ	80	20.6
	あじ(焼)	1尾	70	18.1
	まぐろ(赤身)	刺身5切れ	50	13.2
	いわし(焼)	1尾	50	12.9
卵 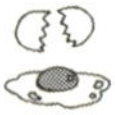	うずら卵(水煮)	5個	50	6.3
	卵(生)	1個	50	6.2
大豆製品 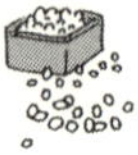	がんもどき	1個	80	12.2
	納豆	1パック	50	8.3
	油揚げ	1枚	30	7.0
	大豆(ゆで)	1/4カップ	40	5.9
	きな粉	大さじ1	7	2.6
調理済み(加工食品) 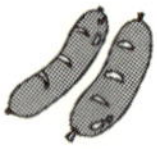	ステーキ(サーロイン)	1枚	200	34.8 こんなに多い!
	ハンバーグ	1枚	200	26.6
	ナゲット	3個	60	11.8
	ハム	3枚	45	7.4
	ウインナー	3本	50	6.6

「日本食品標準成分表2015年版(七訂)」に基づき数値を計算

▼1日分のDHAとEPAは、イワシのお寿司たった4貫で摂れる

日ごろあまり健康に関心のない人でも、ＤＨＡとＥＰＡという言葉は聞いたことがあるのではないでしょうか。

青魚に多く含まれている油で、「血液サラサラ」にするという効果で話題になりました。また、脳の働きを高めてくれるので「頭がよくなる」ともいわれています。

この**ＤＨＡやＥＰＡには、脂肪を燃やす褐色《かっしょく》脂肪細胞《しぼうさいぼう》の増加を促し、体脂肪の減少や体温上昇をもたらす効果がある**ことがわかってきました。

つまり、積極的に摂ることで、燃えやすい体になり、中性脂肪値やコレステロール値の改善も期待できるのです。

オメガ３脂肪酸であるＤＨＡとＥＰＡは、体内で作られる量では圧倒的に不足するため、食べ物から摂る必要があります。血液をサラサラにしてくれるので、糖尿病の人が注意すべき血管障害のリスクを下げることにも有効です。

一日の必要量を一番効率よく摂れるのは、青魚の刺身です。

赤身のマグロだと寿司40貫分が必要になります。ところがイワシなら、寿司4貫で1日分の量が摂れるのです。

もちろんイワシでなくても青魚なら、DHAとEPAがたっぷり入っています。とくに、最近、人気のサバはおすすめです。サバの水煮缶なら塩分しか入っていませんし、調理も簡単です。

生魚が苦手な方でも大丈夫ですので、ぜひ試してみてください。

▼売れ残りの唐揚げは、体をさびつかせる

代謝のいい体、燃えやすい体を作るためには、どんな「油」を体に入れるかがとても重要です。油は種類によって、体を若返らせることもあれば、さびつかせてしまうこともあります。

たとえば、前出のDHAとEPAは、ともに「オメガ3」と呼ばれるグループの良い油です。植物由来のアルファリノレン酸も同じオメガ3の仲間です。アルファリノ

レン酸を摂取すれば、体内でDHAとEPAを作ることができます。食品では、ほかにエゴマ油、アマニ油などがあります。その他、くるみやチアシードなどにも多く含まれます。

良い油には、オメガ3のほかに「オメガ6」「オメガ9」などもあります。オメガ6は、オメガ3と同じ多価不飽和脂肪酸《たかふほうわしぼうさん》で、リノール酸が代表的です。オメガ9は一価不飽和脂肪酸《いっかふほうわしぼうさん》で、植物油の中では酸化に強く、代表格としてオレイン酸があります。オレイン酸にはコレステロールのバランスを改善する働きがあります。

一方、体に悪い油の代表は、トランス脂肪酸です。最近、よく耳にするのではないでしょうか。

このトランス脂肪酸は、マーガリンやショートニング、ファットスプレッドなど水素添加油といわれる工業的に作られた食物油に多く入っています。悪玉コレステロールを増やして、心血管疾患のリスクを高めるといわれる危険な食べ物です。

これらの油は、菓子パンやスナック菓子、ファーストフードなどの加工食品に、たくさん使われています。

忙しいからと、毎日の食事を菓子パンやファーストフードなどで済ませてばかりいると、寿命を縮めることになります。

それから、もうひとつ、気をつけなければならないのは油の「酸化」です。

私たちの体のなかでは、食事で取り込んだ栄養素を燃やしてエネルギーをつくるために、酸化が常に行われています。

酸化は、細胞や血管を傷つけます。ですから、通常は抗酸化《こうさんか》という機能により、酸化を排除しています。

しかし、**酸化した食べ物をたくさん摂ってしまったりすると、その機能が追いつかず、血管や細胞が傷んでしまう**のです。

さらに、酸化はさまざまな病気やがんの発生、老化にも関係しているといわれています。

油は、種類によってはすぐに酸化してしまうので、摂る際には鮮度のよいものを選ぶ必要があるでしょう。

さきほどのオメガ3は、酸化に弱いので、炒め物や煮込みなどの加熱調理には使わないようにしてください。サラダやおひたしなど、常温の料理にかけたり、ドレッシングとして使用することをおすすめします。

オメガ9を多く含むエクストラバージンオリーブオイルは、加熱しても酸化に強いので、調理にはエクストラバージンオリーブオイルを使うようにしましょう。

油が酸化する要因は、空気に触れること、加熱すること、光に当てることです。古い油を使った食品や、調理してから時間が経った油ものは避けましょう。

安いからと、スーパーなどで売れ残った唐揚げを食べるのは、酸化した油をたっぷり摂ることになってしまうので、避けるべきです。また、油のふたを開けっ放しにしたりガス台のそばや日の当たる場所に置くこともおすすめできません。

▼「朝食抜き生活」が、あなたの血管を痛めつけている

糖質制限ダイエットと並んで人気なのは、食事の回数を減らす「食べないダイエット」のようです。私は、こちらも推奨しません。

もちろんすべての断食療法を否定するつもりはありません。手順を踏んで正しい方法で行えば、効果が得られるものもあります。しかし、単に食事の回数を減らすだけというやり方は、大変危険です。血糖値の乱高下を招き、血管や心臓を痛めつけてしまうからです。

とくに多く見かけるのが、朝食を抜いてしまうパターンです。

忙しくてぎりぎりまで寝ていたい、という気持ちはわかります。あるいは、ダイエットのために朝は食べないという人の気持ちも理解できます。でも、朝ごはんを抜いて出かけると、体は極度の燃料不足になり、昼食のドカ食いの原因にもなります。

この章の最初に話したとおり、燃料がなければ、燃えない体になってしまいます。せっかく、ツラい思いをしてダイエットをしたのに、燃えない体になってしまったら

ダイエットの効果は激減。しかも、健康にも悪いのですから、こんなに割の合わないことはないでしょう。

「朝食抜き生活」がなぜ、そんなに悪いのでしょうか。そのことをもう少し詳しく説明しましょう。

たとえば、夜の7時に食事をして、次の日の朝ごはんを抜いたとします。すると、昼ごはんの12時まで約17時間もの間、お腹に何も入れない状態が続くことになります。その間は、いくら寝ている時間が長いとはいえ、エネルギー源や栄養素が不足した状態が続いている断食状態なのです。

こんな状態でお昼まで過ごすことは、**ガス欠すれすれで車を動かし続けるようなものです**。体に相当な負担を強《し》いることになるということを、もっと自覚したほうがいいでしょう。

しかも、そんな状態で、昼ご飯にラーメンや丼物などをドカ食いしてしまう——。

まさに最悪のパターンです。血糖値が一気に急上昇してしまい、いわゆる血糖値スパイクになります。血糖値の急上昇は内臓脂肪のため込みにも直結します。こんな生活を続けていたら、血管も体も持ちません。

こういう食生活が、代謝のリズムを崩して燃える力を弱め、太りやすい体にしてしまうのです。

仕事が忙しくて、睡眠時間が少なくなるという生活をしていると、どうしても朝食がおろそかになりがちになります。本当は生活そのものを改善してほしいところですが、そんな生活の中でも、朝食にフルーツを食べる、会社に行く途中、おにぎりを1個買って食べる、などを心がけましょう。

それだけでも十分です。

「きちんとした朝食を食べなきゃ」と肩ひじを張るのはやめましょう。まず、朝、何かを食べることから始めてください。

食選力のポイント③

ビタミン・ミネラルが内臓を元気にする

▼「マグネシウム」は、代謝をサポートする必須アイテム

私たちが体をつくり、エネルギーを得て、生きていくために、とくに必要な栄養素が6つあります。それを「6大栄養素」といいます。「糖質」「脂質」「たんぱく質」「ビタミン」「ミネラル」「食物繊維」です。

そのひとつであるミネラルは、骨や歯を形成したり、神経の伝達に関わったり、細胞の働きをスムーズにしたりします。体の臓器や組織を円滑に働かせるために欠かせません。

実は、この**ミネラルは「代謝」とも密接に関わっている**のです。

代謝に関わる基本物質は「酵素《こうそ》」です。体内でつくられる酵素には、大きく分けて「消化酵素」と「代謝酵素」の2つあります。

消化酵素は文字どおり、食べたものを消化分解し、吸収する働きをします。代謝酵素は、吸収された栄養を体中の細胞に届けて循環させ、栄養が有効に働くための手助けをしたり、毒素を汗や尿のなかに排出するなどの働きをします。

ミネラルは、ビタミンとともに「補酵素《ほこうそ》」として、これらの酵素の働きをサポートするのです。ですから、**せっかく取り入れた栄養を体のなかで最大限使うためには、ミネラルのサポートが、なくてはならない**のです。

なかでも「マグネシウム」には、代謝を高めて脂肪燃焼を促進する性質があります。ミネラルをしっかり摂れば、体の代謝力をアップすることができるのです。

マグネシウムが多く含まれるのは、あおさ、わかめ、ひじきなどの海藻類です。ほかにも、さくらえびやしらすなどの魚介類やアーモンド、カシューナッツなどのナッツ類、小豆、納豆、枝豆などの豆類にも多く含まれています。

ミネラルやビタミンは、体内で合成することができません。ですから、食べたものから、しっかり補給する必要があります。それも、日々の食事で、毎日ちゃんと補うことが理想です。

もちろん、忙しくてとても食事の中味まで気を配る余裕がない、という人もいるでしょう。そういう場合は、必要に応じて、サプリメントをうまく活用してください。

▼ビタミンDが、動ける体、燃やせる体をつくる

最近、日本人のビタミンDの欠乏が、深刻な問題になっています。

しかし、意外と見落とされているのは、屋外にあまり出られない高齢者に、ビタミンDの摂取不足による欠乏症が起きていることです。

ビタミンDは、紫外線を浴びることにより体内で生成することができます。

そのためには、毎日15分くらいは、太陽の光を浴びる必要があります。直射日光でなくても、窓から入る陽の光でも大丈夫です。日中、カーテンを閉めきった薄暗い室内にばかりいると、ビタミンDの生成ができなくなってしまうので、室内に陽の光を入れたり、少しでも外に出るようにしましょう。

そして日光浴とあわせて食事からの摂取が不可欠です。意識的に食事で摂るようにしましょう。

ビタミンDにはカルシウムの吸収を促して骨の代謝を促す働きがあります。さらに、免疫力を高めて炎症を抑える働き、風邪などの予防効果も期待されています。

逆に摂取が不足すると、骨粗しょう症や免疫力低下、風邪を引きやすくなるなどの不調を招きます。骨代謝がうまくいかないと骨折しやすくなり、寝たきりにもつながります。筋肉量の低下にも関与しているといわれています。

体を十分に動かせなくなると、当然、代謝力も落ちてしまうので、体を燃やすためにはビタミンDは必須。とくにご高齢の方は、しっかり摂取するようにしてください。

ビタミンDは体の中に入ると、肝臓と腎臓で活性化され、「活性型ビタミンD」になって、体中で使われます。

キクラゲや干しシイタケなどのきのこ類や、サンマやイワシ、ブリなどの油ののった魚に多く含まれていますので、意識して摂るようにしましょう。

燃やす力をパワーアップさせる「食事力」は、これで身につく

冒頭でもお伝えしたように、食事は「何を」「どのように調理し」「どのように食べるか」が大切です。食選力が「何を食べるか」を選ぶ力なら、食事力は「どのように食べるか」という食べ方のコツです。

ここでは、糖尿病や高血糖の方々に食事指導をするなかで、「これならできる」「続けられそう」という声をたくさんいただいた、「とっておきの食事の心得」をお伝えします。

食材を正しく選ぶ食選力と、これからお話しする食事力のコツを実践してみると、どんどん燃えやすい体、元気な体に変わっていくのが実感できると思います。結果的に、ツラいカロリー計算よりもはるかに大きな効果を得ることができるでしょう。

▼よく噛《か》むことが「食事力」の第一歩

現代人は、どんどん食事を噛まなくなっています。ひと昔前は、食事を早く食べることが、「できるビジネスパーソン」の条件だという風潮すらありました。

さすがに、いまだにそのようなことを言っている人はいませんが、それでも、仕事などで毎日が忙しく、昼ご飯は10分でかき込むというビジネスパーソンは多いのではないでしょうか。

多くの人が、食事とは空腹を満たすだけのことだ、と思っているからでしょう。なかには健康診断で悪い結果が出て、細かい食事指導をされて、ようやく栄養バランスを気にかけるようになった、という人もいるかもしれません。

しかし、私はそれでもまだ十分ではないと思っています。なぜなら私は、**食事でいちばん大事なことは「しっかり噛むこと」**と考えているからです。

せっかく体によい栄養を摂っても、それがちゃんと消化、吸収され、適切に代謝されるようにしなければ意味がありません。なかには、むしろ体に害を及ぼすような食べ方をしている人もいます。たとえば、**ほとんど噛まずに飲み込んでしまう早食いは、血糖値の急上昇に直結します**。食事をすることで、糖尿病のリスクを高めては本末転倒でしょう。

早食いのリスクをもっと詳しく見てみましょう。

まず早食いをすると、食後の血糖値が上昇しやすくなります。すると膵臓《すいぞう》は短時間のうちに大量のインスリンを分泌しなければいけなくなるため、食事のたびに膵臓に過度の負担がかかります。その結果、インスリンの分泌量が不足したり、うまく機能しなくなり、血糖値がコントロールできなくなるのです。

さらに、食べ過ぎにもつながります。「そろそろお腹がいっぱいだ」という信号を出してくれるのは、脳の満腹中枢です。満腹中枢は、食事をすると血液中に放出されるレプチンという物質を感知して、「これ以上は食べなくていい」と体に伝えます。

レプチンとは、食事をして血液中の血糖値が上がり、肝臓で十分なグリコーゲンがつくられた後、余分な糖から脂肪が合成され全身の脂肪細胞に送られると脂肪細胞から分泌される、ホルモン様の物質です。

しかし、満腹中枢がレプチンの上昇を感知するまでには、食事を始めてから約15分かかるのです。

つまり、早食いの人は、その信号が届く前にどんどん食べてしまうので、お腹がいっぱいになっているにもかかわらず、食べ続けてしまう。結果として、食べる量が増えてしまうのです。

また、よく噛まずに飲み込んでしまうと、消化器官の準備が整わないうちに食べ物が送られてくるので、胃腸に負担がかかり、消化不良にもつながります。きちんと消化吸収が行われないと、せっかく栄養や食べるものに気をつかっても、その栄養分を体の中で活用することができません。

反対に、よく噛むと分解酵素や消化液がたくさん出るので、消化吸収がスムーズに進みます。代謝のよい「燃える体」になるためには、ゆっくり食べてしっかり噛むことが基本と心得ましょう。

▼こんなことでも、簡単に「噛む回数」は増える

ゆっくり食べるには、「ひと口で30回以上噛むことを目標に」とよくいわれます。しかし、その前にまず「噛めない食べ物」「早食いになる食べ物」があることを知っておくことが大切です。

そもそも食事のたびに噛む回数を数えるなんて、面倒ですよね。であれば、はじめから**「よく噛める（噛まざるを得ない）食べ物」を選んでしまった方が、よっぽど効率がいい**でしょう。

たとえば、よく噛まないと飲み込めないような硬い食材、大きめの食材は、よりたくさん噛まないと食べられません。大事なことは、食材をどのくらいよく噛み砕くかです。

食事のときに、ちょっとした工夫をすると、意識しなくても自然に噛む回数を増や

すことができます。すぐにできる簡単な方法を紹介しましょう。

〈方法1 ひと口の量を減らす〉

ひと口で噛む回数は、量が多くても少なくても変わらないという研究結果があります。ですので、ひと口の量を減らせば、食べ物の量当たりの噛む回数を増やすことができます。

まず、お箸で食べる習慣をつけましょう。なぜなら、フォークやスプーンは食べ物をすくいやすいので、かきこんで食べてしまいがちになるからです。

その点、お箸なら、ひと口の量は多くなりません。また、食事のスピードもゆっくりになり、よく噛むことができます。

お箸の利点は、ほかにもあります。お箸を使う和食は、器がいくつもあります。これがいいのです。お箸が移動する食事は、食べるのに時間がかかるからです。器ひとつで済んでしまう丼物よりも、小鉢が付いている定食を選ぶことを心がけるとよいでしょう。

それでもフォークやスプーンを使う必要がある場合もありますよね。そのときは、小さいスプーンを選んでみてください。意外と効果がありますよ。

〈方法2　食感に変化をつけられるメニューを選ぶ〉

どこを噛んでも同じ食感であるハンバーガー、ずっと同じ食感が続くざるそばや丼もの。

こうしたメニューは、するすると喉を通っていくので、すぐに飲みこんでしまいます。ゆっくり噛むのは難しいでしょう。同じ食感、同じ味が続くと、人は自然と早食いになってしまいます。

本当は、そういうメニューは避けたほうがよいのですが、どうしても食べたいというときは、小鉢をつけてください。食感の変化があるメニューにすれば、噛む回数が自然に増えます。

〈方法3　味の薄いものを選ぶ〉

人は濃い味のものを口にすると、嚥下《えんげ》の作用ですぐ飲みこんでしまいます。逆に薄い味、素材の味だけの場合、しっかり噛んで味を感じようとします。

ファーストフードや菓子パンだと早食いになるのは、味が濃いからです。いわば「人を早食いにさせる食べ物」といえます。

味のついた炊き込みご飯と普通の白いご飯だと、白いご飯の方が時間をかけて食べるという実験結果もあります。

できるだけ薄味の食事に変えることが、ベストです。でも、濃い味に慣れてしまうと、薄味の食事だと味気なくて、マズく感じてしまうでしょう。そういうときは、まず食事のなかに味の薄いものを一品入れてください。それだけで、よく噛んで食べるようになります。

冷ややっこに醤油をかけない、サラダにドレッシングをかけないなど、意識して味の薄いものを取り入れるのもよいでしょう。

▼食べる順番を変えるだけでも、効果はすぐに出る

食生活に気を使うのはめんどうという人でも、すぐにできることがあります。ベジファーストを徹底することです。

これが意外と効果があるのです。たとえば、体に次のような影響があります。とても簡単で、すぐできる。それなのに効果抜群なので、ぜひ試してください。

〈血糖値が上昇しにくい〉

野菜に豊富に含まれている食物繊維が、胃のなかで糖質の吸収を緩やかにします。そのため、血糖値の急上昇を抑えることができます。

また、噛むことで唾液や消化酵素が分泌されて、胃腸が消化吸収の準備を整えることもできます。

〈食べ過ぎの予防〉

野菜に含まれる食物繊維は、胃のなかでの滞在時間が長く、また水溶性の食物繊維は水分を含んで膨らみます。そのため、満腹感を得やすく、食べ過ぎを防ぐことができます。

〈お通じがよくなる〉

先ほどお話ししたとおり、食物繊維は腸内環境を整えるのに役立ってくれます。また腸管を刺激し、蠕動運動を促すため、お通じがスムーズになります。腸内の動きがよくなると、体の燃やす力も上がって太りにくくなります。

でも、「野菜を食べなくちゃ」と思っていても、ついつい忘れてしまう……。お腹が膨らむと、食べたくなくなってしまう、という人もいます。

そういうことを防ぐためにも、「野菜から食べること」を習慣にしてしまうとよいでしょう。

▼野菜ジュースは、野菜の代わりにはならない

講演会などでベジファーストの話をすると、必ず「野菜ジュースでは代用になりませんか」という質問が出ます。

栄養成分は同じなのだから、野菜ジュースでもいいはずだと思う方も多いようです。

しかし野菜ジュースは、長期の保存用に食物繊維を取り除いているので、**ベジファーストの代わりにはなりません**。また、噛まないで飲みこむだけなので、消化器官にスタンバイの信号を出すこともできません。

いきなり液体の食事が胃に流れ込んでくるわけなので、ベジファーストの役割のひとつである、消化の準備にはつながらないのです。

市販の野菜ジュースと本来の野菜では、含まれる栄養成分が異なります。また、果物の入っている野菜ジュースは甘味があるので、血糖値を急に上昇させてしまうこともあり、逆効果です。

ジュースで野菜の栄養を摂りたい場合は、ミキサーなどで自家製の野菜ジュースをつくらなければ、効果は出ないと心得ましょう。ただし、ミキサーもあまりしっかりかけすぎると、食物繊維を裁断しすぎてしまうので注意しましょう。

▼温かい食べ物が、食べ過ぎを防ぐ

食事をするときは、温かいものを何か一品、必ずつけるようにしましょう。**温かい食べ物は、食事の満足度を上げるので、早く満腹状態になり、食べ過ぎを防ぐ**ことができるからです。

また、体を温めることで代謝も上がります。さらに熱々の食事は、一気に早食いすることができません。少しずつ、冷ましながら食べなければならないからです。早食いを防ぎ、ゆっくり噛むことにもつながるのですから、いいことづくめです。

ですから、朝食には温かいみそ汁がおすすめです。前述したように、野菜などをたっぷり入れれば、乳酸菌と食物繊維の最強の組み合わせになります。時間がないときはインスタントみそ汁でも構いません。温かい食べ物を必ず用意することを習慣にしましょう。

食べる量は、「どんな人と一緒に食べるか」でも大きく変わります。**太っている人や大食いの人、早食いの人と一緒に食事をすると、どうしても相手のペースにつられて、食べ過ぎたり、食事のスピードが速く**なってしまいます。

食べ放題やバイキングなどに行くと、影響されて普段よりもたくさん食べてしまうことが多いと思います。

血糖値が気になる人、ダイエットをしたい人は、小食の人と食事をするといいかもしれません。

▼大切なのはカロリーではなく、「産地」と「鮮度」

「カロリーブック」には、食材ごとのカロリーや栄養素が掲載されています。しかし、そこには載っていないデータがあります。それは、「産地」や「鮮度」によるカロリーの違いです。

採れたての新鮮なものと、古いものとでは、同じ食材でも含まれている栄養が全然違います。最近では、ハウス栽培などにより、ほぼ1年中、同じ食材が手に入るようになりました。しかし、**冬が旬のほうれん草では、夏採りと冬採りとでビタミンCの含有量が3倍も違う**のです。

また、当然のことながら、鮮度のよいものの方が、体に与える影響も大きいでしょう。何よりも、「旬のものは栄養素が豊富だから体が欲する」のです。

食材を選ぶときには、それぞれの旬を意識することが大切です。また、なるべく産地が近いものを選んだ方が、より新鮮で栄養価の高いものが食べられます。旬の時期に買えば価格も安いので、経済的な選び方ともいえるでしょう。

▼外食の「ごはん一膳」は自炊の2倍!?

外食をするとき、主食のごはんやうどんの量を気にしたことがありますか。実は、多くのファーストフードやレストランの主食は、ボリュームを考えて、多めの量になっています。

ごはん一膳や麺一人前と書いてあっても、実際に量を測ってみると、**自宅で食べている量の2倍ほど**のお店が多いようです。

外食では、お客に満足感を得てもらうことが大切です。それがリピートにつながるからです。いちばんわかりやすい「満足感」は「満腹感」です。ですから、主食の量を多くするようになるのは必然でしょう。

このことを知らずに外食ばかりしていると、食べ過ぎたり、太ってしまうのは当たり前です。

外食の際には、主食は通常より多いということに留意して、半分残すとか、小ライスなど分量が少なめのものを選ぶ。それでやっと、自宅で食べているのと同程度の食事量になります。

また、最近のファミリーレストランなどでは、白米の代わりに「五穀米」や「玄米」などが選べるところも多くなってきました。同じ炭水化物でも、血糖値を急に上げるものと、そうでないものがあります。この血糖値の上昇度合いは、グリセミック指数、通称ＧＩ値で表されます。次ページの一覧を参考に、**なるべく血糖値の上昇が緩やかなもの（＝ＧＩ値の低いもの）を、選ぶ**ようにするとよいでしょう。

GI値の低い主食を選ぶようにしよう

	食材	GI値	
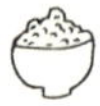	もち米(調理済み)	98	高
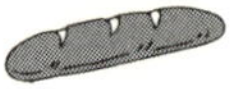	フランスパン(酵母発酵)	80	
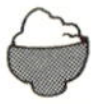	白米(ゆで)	72	
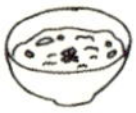	おかゆ	69	
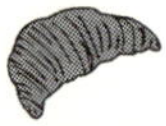	クロワッサン	67	
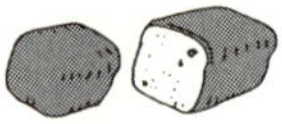	全粒粉パン	65	
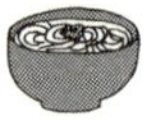	うどん(ゆで)	62	
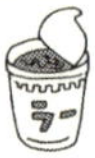	インスタントラーメン	52	
	玄米(蒸し)	50	
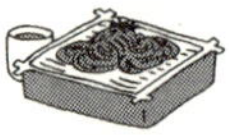	そば粉	49	
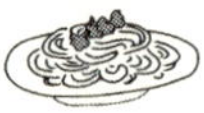	パスタ(ゆで)	45	低

引用：シドニー大学
http://www.glycemicindex.com/index.php

▼お酢のちょい足しだけで、血糖値は下がる

お酢が健康にいいということはご存知ですよね。よくテレビ番組などでも、その健康効果が紹介されています。

実際、**お酢には血糖値の上昇を抑える効果**があります。1回の食事で大さじ1杯（15ミリリットル）のお酢を摂るだけで、血糖値の上昇が穏やかになるという報告もされています。

お酢を使った料理というと、酢の物などが代表的です。でも私のおすすめは、炒め物の仕上げにお酢を使うやり方です。材料を炒めて最後にお酢を加えると、お酢の尖った香りが飛び、味もマイルドになります。ぜひ試してみてください。

最近では、リンゴ酢やブドウ酢など、ジュース感覚で飲めるお酢もたくさん販売されています。水や炭酸水で割ると、さっぱりとして飲みやすいものが多いので、いろいろと試してみることをおすすめします。

▼朝と夜、果物は食べるタイミングで太り方が変わる!?

果物に多く含まれている「果糖」は、インスリンを刺激せず、速やかに肝臓に取り込まれるので、血糖値の上昇には関係しません。

しかし、**果糖は脂肪になりやすい性質があるため、中性脂肪の増加につながり、肥満の原因**になります。

また、果物には、果糖以外の糖質も含まれています。食べ過ぎは血糖値の上昇を招いてしまいます。

果物自体には、代謝を助けるビタミンやミネラル、食物繊維などが多く含まれているので、しっかり摂取してもらいたい食品ではあります。

しかし、最近の果物は品種改良により糖度が高くなっているので、糖分過多にならないためにも、食べ過ぎは避けるべきです。

食べる際には糖度が低く、酸味のある柑橘類《かんきつるい》などを選ぶことと、血糖値の上昇が緩

果物は糖質量の少ないものを選ぶようにしよう

果物	糖質量(g)
バナナ	21.4
りんご	14.1
パイン	11.9
キウイ	11
オレンジ	10.8
ブルーベリー	9.6
スイカ	9.2
グレープフルーツ	9
桃	8.9

多 ↕ 少

（100 g あたりの糖質量）
「日本食品標準成分表 2015 年版（七訂）」に基づき数値を計算

やかな糖質量が少なめのものを食べるのがよいでしょう。

食べるタイミングも重要です。たとえば、食前と食後、どちらがよいでしょうか。それは食後です。なぜなら、空腹時に果物を摂取すると、急激な糖の吸収が行われてしまい、血糖値の急上昇を引き起こしてしまうからです。

また、朝か夜かでも効果は変わります。夜に果物を摂取すると、中性脂肪の増加につながる恐れがあるのです。一方、朝食は、これから一日のエネルギーを消費するというタイミングなので、取り入れたエネルギーもすぐに消費されます。その意味でも、「朝食後」に食べることがよいでしょう。

▼飲んだら危険！　清涼飲料水は血糖値の天敵

果物以上に注意したいのが、清涼飲料水などに含まれる「果糖」です。

ジュースやスポーツドリンクなどの清涼飲料水は、血糖値が高めの人にとって、まさに「天敵」といっていいでしょう。

清涼飲料水の容器をよく見ると、「果糖ブドウ糖液糖」や「ブドウ糖果糖液糖」と表示されているはずです。これは「異性化糖《いせいかとう》」のことで、それが大量に入っているのです。

異性化糖は添加物の一種です。さつまいもやじゃがいも、トウモロコシのでんぷんから作られます。

細かく吸収の早い糖の形をしているため、飲むと血糖値は急上昇します。**健康な人でも血糖値スパイクを招き、血管を痛めつけて動脈硬化を進めてしまう危険な飲み物**なのです。そして果糖による、食欲増進作用、中性脂肪のため込みも起こります。

そもそも、コーラなどの500ミリリットルのペットボトル1本には、角砂糖でいうと10〜18個分くらいの糖分が入っています。

一見、体によさそうなスポーツドリンクなどでも、角砂糖8〜10個分くらいの糖分が含まれています。

また、カロリーゼロをうたった合成《ごうせい》甘味《かんみ》料《りょう》入りの飲料も危険です。甘味の強い人工甘味料に慣れてしまうと、甘味に対する味覚が鈍っていきます。常に甘い飲み物を欲してしまうので、ジュースや清涼飲料水を飲むことが習慣化してしまいます。

そうなると、天然甘味料を使っているお菓子や果物を食べる際にも、量が増えるようになり、肥満につながっていきます。

清涼飲料水は危険な飲み物だということを認識し、「買わない」「飲まない」を徹底しましょう。

▼野菜ビュッフェで効果的に栄養を摂る方法がある

野菜ビュッフェやサラダバーなど、野菜が食べ放題のところが増えています。そういうお店での「賢い野菜の選び方」があるのをご存知ですか。

たとえばレタスやキャベツなど。これら**色の薄い葉物野菜は、抗酸化作用の強いビタミンC、ビタミンE、ビタミンA（ベータカロテン）が少ない**のでおすすめしません。なるべく色の濃い野菜を選ぶとよいでしょう。サラダの葉物では、ケールやルッコラ、サニーレタスなどがおすすめです。

また、普段、野菜を摂る機会が少ない人は、色の濃い緑黄色野菜を中心に食べると栄養効果が高いです。プチトマトやブロッコリー、パプリカなどを積極的に摂るとよいでしょう。迷ったら色の濃いほうの野菜、とくに信号の3色である赤、黄、緑の野菜を選びましょう。ただし、ドレッシングのかけ過ぎにはご注意を。

▼おやつは「コンビニのおやじコーナー」を狙え

コンビニ食も上手に選べば、血糖値を上げずに小腹を満たせるものが、意外と見つかります。

たとえばチーズ、うずらの卵、いかくん、ナッツ、乾燥納豆、こんぶのお菓子、梅干し、味付け海苔などです。要するに、いわゆる「おやじコーナー」にあるおつまみがおすすめです。

こうしたおつまみには、不足しがちなたんぱく質やミネラルが案外しっかり含まれています。

今までスナック菓子で小腹を満たしていたのなら、この機会に今までの習慣を見直し、たんぱく質中心の食品を選んでください。

第2章

「燃える」睡眠力を手に入れる

なぜ睡眠不足は、「肥満」と「高血糖」を招くのか

▼睡眠不足は、こんなに恐ろしいことばかり

寝不足の状態が続くと、心身に疲労が蓄積されます。その状態がさらに続くと、さまざま深刻な症状が出ることはご存知でしょう。

たとえば、寝る時間が短くなると、まず記憶力や思考力、集中力が低下していきます。ある研究では、睡眠時間が5時間を切る日が続くと、脳の機能は、チューハイを2〜3杯飲んだときと同じくらい低下するそうです。

さらに、日中に異常な疲れを感じたり、眠気に襲われるようになります。このレベルになると、免疫力も低下し、食欲もなくなり、肌質も悪化、原因不明の頭痛に悩ま

されたりするようになります。

精神的にも、変化が出始めます。まず、ささいなことにストレスを感じるようになります。とくに理由もないのに、急に不安になることもあるようです。人によっては、うつ病の引き金になることもあるといいます。

ここまでは、一般によく言われていることとです。これでも、十分に恐ろしいですよね。でも、睡眠不足は、みなさんが知らない、もっと恐ろしい症状も引き起こします。

「肥満」と「高血糖」です。

私たちは、何もせずにじっとしていても、生きていくために必要な生命活動、つまり内臓を動かしたり、体温を維持することなどに、エネルギーを使っています。

家計にたとえれば、家賃や光熱費など基本的な経費のようなもの。これが、「基礎代謝」です。睡眠は、この**基礎代謝と密接に関係**しています。

不規則な生活や、後述する「睡眠時無呼吸症候群」などで、睡眠時間が足りなかったり、睡眠の質が下がったりすると、成長ホルモンをはじめとした代謝に関わるホルモンの分泌バランスが崩れてしまいます。

それによって基礎代謝が下がり、太りやすくなります。そこから、血糖値の上昇にもつながってしまうのです。

▼なぜ代謝が落ち、高血糖になるのか

この点について、もっと詳しく説明しましょう。

睡眠は、**「成長ホルモン」「レプチン」「グレリン」「コルチゾール」という、4つのホルモン**と「オレキシン」という神経伝達物質と深く関わっています。

「成長ホルモン」は、寝入ってから1~2時間後に分泌されます。細胞の修復や疲労回復などを誘発し、基礎代謝を上げてくれます。

疲れた内臓を修復し、免疫細胞を新しいものに入れ替えてくれるので、**内臓に元気に働いてもらうためには、欠かせないホルモン**なのです。

「レプチン」は、脳の視床下部《ししょうかぶ》にある食欲中枢に「おなかがいっぱい」という満腹信号を送る役割をはたします。「グレリン」はその逆で、食欲中枢に「おなかが空いた」という空腹信号を送ります。

「オレキシン」は、眠りと目覚めをコントロールする物質のひとつです。睡眠不足になると、眠気を防ぐために「オレキシン」の分泌が増えます。このオレキシンには強い食欲誘導作用があります。また、レプチンが減ってグレリンが増えてしまいます。

そのため、結果として**必要以上にたくさん食べてしまい、肥満につながる**のです。

「コルチゾール」は、別名ストレスホルモンと呼ばれています。ストレスを感じたとき、ストレスへの抵抗力を上げるために、たくさん分泌されるホルモンです。

健康でストレスを感じていない状態では、コルチゾールは朝起きたときに最も多く分泌されます。そして、夜になるにつれて量がだんだん減っていき、就寝前に最も低いレベルになります。

このようにして、おだやかに眠りにつくというのが正しいサイクルです。

しかし、過度なストレスがかかってしまうと、コルチゾールの分泌量は急上昇し、それが下がらないまま夜を迎えてしまいます。

このコルチゾールが高い状態は、体が危険を感じている、いわば興奮状態です。ですから、ぐっすりと深い眠りにつくことができず、睡眠の質が下がってしまうのです。

さらにこわいのは、**コルチゾールが体を興奮状態にすることで心拍数が増加し、血圧や血糖値の上昇まで促してしまう**ことです。ストレスが血糖値を上げる原因のひとつは、このコルチゾールによるものです。

睡眠不足が続いたり、睡眠の質が悪くなったりすると、満腹ホルモンであるレプチンが減り、空腹ホルモンであるグレリンが増えます。これが食べ過ぎや肥満を招き、血糖値も上昇します。一方、成長ホルモンが減って、基礎代謝が下がり、内臓の働きも鈍ります。

さらにストレスホルモンであるコルチゾールが増えて、血糖値の急上昇にもつながる。さらに内臓脂肪が増えてしまう。こうして負の連鎖ができるのです。
睡眠が代謝にとってどれだけ重要なものか、おわかりいただけましたか。

こんな大切な睡眠をないがしろにしている人が非常に多いのは、とても残念なことです。でも裏を返せば、**睡眠を改善するだけで、体や代謝に、たくさんのよい効果を得ることができる**のです。

あなたの睡眠の質は、寝方を少し工夫するだけでも、劇的に改善できます。やることは「ただ寝るだけ」ですから、ある意味、食事に気を使うよりもよっぽど簡単なこととも言えるのです。

血糖値の安定した「燃える体」になるためには、まず睡眠の質を上げること。これを覚えておいてください。

▼あなたの睡眠は大丈夫か？「隠れ不眠チェック」で確認しよう

代謝を高める「よい睡眠」とは、レム睡眠（夢を見る浅い眠り）とノンレム睡眠（深い眠り）のサイクルが乱されずに一晩に5回ほど繰り返されるものです。

1サイクルが90分ほどなので7時間半の睡眠時間が理想になります。実際に、**7～8時間の睡眠が、最も太らない**という研究データが、世界中で発表されています。

「自分の睡眠に問題がある」と思っている人は、実はそれほど多くはありません。「5時間くらいしか寝てないけど、体調に特に問題はない」とか、「ちょっと寝起きがツラいけど、まあこんなものかな」などと思っているようです。しかし、実際に調べてみると、重度の睡眠障害を抱えていたというケースは、たくさんあります。

次ページに「隠れ不眠」のチェックリストを掲載します。ぜひ、あなたの睡眠は大丈夫か、確認してみてください。

隠れ不眠チェックリスト

□よく昼間に居眠りしてしまうことがある
□車の運転中にすごく眠くなることがある
□電車で座れると、たいてい寝てしまう
□夜中にトイレなどで何度か起きてしまう
□思ったよりも早く目覚めてしまうことがある
□寝つきが悪いほうだ
□起きたときにぼーっとしていて熟睡感がない
□昼間、起きているのに、「いま、寝てたでしょ」といわれることがある
□寝相が悪い
□いびきをかく
□寝ているときに息が止まっている、といわれたことがある
□休日に寝だめをすることが多い
□寝る時間は毎日、決まっていない
□自分は睡眠時間が短くても平気な体質だと思う
□ときどき徹夜をすることがある
□最近、好きなことにもあまりやる気が出ないことがある
□集中力が続かず、イライラすることがある

・9個以上当てはまる：睡眠に問題がある可能性大。病院を受診しましょう。
・3個以上当てはまる：「隠れ不眠」予備軍。生活を見直しましょう。

こうすれば「燃える体」をつくる「ぐっすり睡眠」ができる！

▼この3つのポイントで睡眠の質は、みるみる上がる

睡眠の質は、ちょっとした習慣を変えるだけで、大幅に改善することができます。

そのポイントは3つです。**まず「五感」、次に「時間」、そして「呼吸」です。**

深い睡眠に入りやすいように、視覚や嗅覚《きゅうかく》、触覚といった「五感」を利用することが大切です。

そして、どんなに忙しいなかでも効率よく「睡眠時間」を確保することも大事です。

最後に、睡眠中にスムーズな「呼吸」ができる状態にすること、これらをしっかり気をつけなければなりません。

ここでは、この3つのポイントをもとに、体の燃える力を高めて、血糖値の安定につながる眠り方のコツをご紹介しましょう。

先ほどのリストでチェックが多かった人はもちろん、現状ではあまり問題を感じていないという人でも効果が得られますので、ぜひ実践してみましょう。

▼「抱き枕」を抱くだけで、いびきは解消する!?

睡眠中の悩みとして多いのは「いびき」ではないでしょうか。本人が自覚できないので、よけいに気になるようです。しかし、睡眠の質という面からも、いびきをかくというのは、とても危険な状態です。

なぜなら、いびきをかいているときは、十分な呼吸ができていないからです。**呼吸ができないと、脳にしっかり酸素が届きませんので、どうしても眠りが浅い状態になります。**

この状態がさらに進行すると、眠っている間に呼吸が止まってしまいます。これが

「睡眠時無呼吸症候群」という恐ろしい病気です。

いびきは、睡眠時無呼吸症候群になっている可能性を知る大切なサインなのです。

「たかが、いびき」と侮《あなど》ってはいけません。


いびきをかくことは、それほど危険なことですが、実はとても簡単に解決する方法があります。それは「抱き枕」です。

いびきは、ほとんどの場合、仰《あお》向《む》けに寝ているときに発生します。そして人間は睡眠時の60～70％が仰向けです。

ですので、**睡眠中にいびきをかかず、スムーズに呼吸をするためには、仰向けではなく横向きで眠るようにすればいい**のです。

実際、いびきがひどかった男性患者の奥さんが、ご主人の寝ている姿勢を横向きにしたところ、いびきがピタッと止まったという話をよく聞きます。

しかし、寝ているときに姿勢を意識することは難しいでしょう。ご家族も常に注意を払っているわけにもいきません。

そんなときに役に立つのが、抱き枕です。横向きに寝る習慣がないという人でも、**抱き枕を抱えて寝れば、自動的に横向きの体勢で眠ることができます。**

もちろん、100%横向きに寝ることは不可能です。ただ、仰向けの割合を少しでも減らせれば、スムーズに呼吸できる時間を増やすことができます。

また、抱き枕を抱えて寝るクセをつけることで、横向きが自然な姿勢として自分のなかで定着する効果もあります。そうなれば、自然に仰向けの時間が減り、リスクはどんどん減っていきます。

抱き枕以外でも、背中に枕を入れて横向きの体勢が安定するように工夫する、横向き寝のために工夫された寝具を使う、首がまっすぐになるように枕の高さを調節するなど、横向きで寝るためのさまざまな方法があります。

最近では、横向き用の枕などもたくさん出回っています。寝具店やネットショップをのぞいてみるといいでしょう。

「五感」をうまく利用すれば、良質な睡眠が得られる

▼「気持ちよく寝られた」という感覚を思い出してみよう

「最近、ちゃんと寝られていない」という人でも、「気持ちよく寝られたな」という経験は、必ずあるはずです。そのときのことを思い出してみてください。

やわらかい布団や、温かい日差しが差し込む窓際、いい感じに薄暗い部屋……。すべて触感、温度、明るさといった**五感とつながっている**ことに気がつきませんか。

赤ちゃんが、お母さんになでてもらう。そうすると、すーっと眠りについてしまいます。これも「触れてもらっている」という感触が、赤ちゃんを落ち着かせ、安眠へと導くのです。

ペットを飼っている人なら、ペットと同じベッドで眠るとおだやかに寝られるという経験があるかもしれません。これも、ペットの温かい体温やふわふわした体の感触が、リラックス効果を与えてくれるからです。

睡眠は、五感ととても密接につながっています。つまり、**心と体を落ち着かせる感覚を得ることができれば、深くて質の良い睡眠をとることができる**でしょう。

▼照明、カーテン等の工夫で、視覚への刺激は防げる

質のよい睡眠をとるためには、何が必要かを考えてみましょう。

人の感覚で最も敏感なのは「視覚」ではないでしょうか。明るさや暗さ、動いているものや色合いなどに対して、私たちはひどく敏感になっています。

睡眠という点で考えると、このなかで最も気になるのは、「明るさ」「暗さ」ではないでしょうか。私は、まず部屋をできるだけ暗くして寝ることをおすすめします。

寝ているときは、浅い眠りと深い眠りが繰り返されます。この浅い眠りのときに、

室内が明るいままだと、まぶたを通して光が目に入ります。このとき、脳が覚醒しやすくなるのです。

せっかく熟睡してよい睡眠パターンで眠っていたのに、途中で覚醒してしまう。それはそれで困ったことですが、それ以上に不都合なことがあります。脳が覚醒することで、寝ている間に体が行うさまざまな作業が中断してしまうのです。

その代表が代謝でしょう。睡眠の質が悪くなると、代謝が落ち、肥満になりやすくなります。さらに、高血糖にもなりますし、高血圧をも招いてしまいます。

しかし、室内には照明だけでなく、デジタル時計の表示や、目覚まし代わりのスマートフォンなど、光を発するものがたくさんあります。それらをすべてオフにすることは、なかなか難しいですよね。

そんなときは、アイマスクを着けてみてください。最初はちょっと窮屈《きゅうくつ》でイヤだなと思われるかもしれません。ところが、私がすすめた人たちは、みなさん口を揃えて、すぐに慣れて、寝ているときに気にならなくなったと言います。

アイマスクを着ければ、室内のさまざまな光を気にせずに、自分だけは真っ暗な状態で眠ることができます。

夜中にふと目が覚めたとき、スマートフォンの着信ライトが気になって見てしまうという方も多いと思います。でも、アイマスクを着けていれば、そんな心配もありません。

太陽光を遮《さえぎ》るという意味では、カーテンを遮光《しゃこう》機能つきのものに変えるのもよいでしょう。カーテンを通して入ってくる日の光の刺激で目が覚めてしまうのを防ぐことができます。こんな簡単なことでも、あなたの睡眠の質は、大きく変えることができるのです。

また、スマホやパソコンの画面から出ているブルーライトは、脳を刺激して覚醒させてしまう働きがあります。

なかなか難しいことだとは思いますが、せめて寝る直前にはなるべく画面を見ないように心がけることも、快眠のためには必要なことです。

▼心地よいBGMが、なぜ速やかな入眠によいのか

寝つきをよくするためには、「自律神経」を整えることも大切です。

自律神経には、「交感神経」と「副交感神経」があります。車にたとえると交感神経がアクセルで、副交感神経がブレーキです。

昼間、活発に活動するときは交感神経が高まります。いわばアクセルを踏んでいる状態です。血流が早くなり、体中に酸素を送ります。集中力も高まり、とても元気な状態です。

一方、副交感神経は眠るときに高まります。寝ているときは、脈拍がゆっくりになりますよね。それは、副交感神経が血流をゆっくりにして、体を休めようとするからです。

このように、一日のなかで自律神経がうまくバランスをとっていくことが、とても大切なのです。

では、自律神経を整えるには、どうすればよいのでしょうか。

すぐにできて即効性がある、とっておきの方法があります。それは**「心の体まるタイプの音楽を聞くこと」**です。

日中にストレスをため込んでしまい、脳がその興奮からなかなか抜け出せないようなときには、とくにおすすめです。何も考えずにリラックスできる音楽を聞きましょう。おだやかな気持ちになれば、副交感神経が高まり、心身を落ち着けることができます。ゆっくりと、体が寝る体勢になっていきます。

さまざまな研究機関が、音楽と睡眠の関係を調べています。そのなかで、音楽には心拍や呼吸を落ち着かせ、精神をリラックスさせる効果があるとの研究結果が出ています。

音楽を聞く際には、スマホの音楽アプリを使ってもいいでしょう。ただし、画面を見ると、目からの刺激が交感神経を刺激して、脳を興奮させてしまいますので、気をつけましょう。

また、イヤホンで聞くよりは、小さめの音量でスピーカーを鳴らしてください。スムーズな入眠には、スピーカーで音楽を聞くほうが、より効果があるようです。

もうひとつ。音楽は入眠には効果があります。ところが、眠りについてからは単なる刺激になってしまいます。

ですので、眠りについた後、音楽が自動的に止まるように、タイマーをセットして、音楽が終わるようにしましょう。

そんなちょっとしたことだけでも、睡眠の質はまったく変わってしまいます。少し面倒に感じるかもしれませんが、あなたの健康のためにも、ここはぜひとも気を配ってください。

▼寝る直前のお風呂は、熟睡の大敵である

寝る前にお風呂に入って体を温めることは、いいことだと思われがちです。お風呂に入ると、体がリラックスして、何となくホッとした気分にもなりますよね。そのま

まベッドに入ったら気持ちよく眠れそうです。

でも、それは大間違いなのです。

お風呂に入ると体温が上がります。つまり、実は体は興奮状態になっているのです。

このような覚醒した状態では速やかに入眠状態へ移行することはとても難しいのです。

そうはいっても、今まで寝る前に入浴していた習慣を変えたくない、という人もいるでしょう。

そういう人は、**お風呂に入るのは、寝る2時間前まで**にしてください。それは無理という場合は、最低1時間前でも結構です。そのとき熱いお風呂だと体をいっそう興奮状態にしてしまいますので、湯船に浸かる場合には、ぬるめのお湯にしてください。

そして、お風呂から出たあとは、ゆったりと音楽を聞いてみましょう。先ほどもお話ししたとおり、寝る前の音楽は睡眠の質をとても高めてくれます。

せっかくですから、この機会にそんな新しい習慣を身につけてみませんか。

また、いろいろ忙しくて、寝る1～2時間前のお風呂は難しい、という人もいるでしょう。その場合は、**夜はシャワーをサッと浴びるだけにして、朝起きてからお風呂に入る**ようにしましょう。

寝起きというのは、まだ体が覚醒してない状態です。副交感神経が優位な状態で、体を活発に動かす交感神経もまだ、低いままです。だから、起きてからしばらくは、頭がぼーっとしたりします。

そんなときは、朝風呂がいちばん。温かいお湯が皮膚に適度な刺激を与えてくれます。体温が上がることで交感神経のスイッチが入り、活動しやすい状態になるのです。

それに、朝風呂で体温が上がると、汗をかいて新陳代謝もよくなります。1日のスタートを代謝がよい状態で迎えることは、とても大切なことです。なぜなら、朝から代謝のスイッチが入れば、一日中、燃えやすい体になるからです。

寝る前にシャワーを浴びるときにも、ちょっとしたコツがあります。

それは、**首の後ろに少しだけ熱めのお湯をあてる**こと。血管が集まっている首の後ろにお湯をあてると体の深部体温《しんぶたいおん》が上がるので、よい睡眠をとることができるのです。

深部体温とは、内臓など体の内側の温度のことです。実はこの深部体温が、睡眠と深くつながっています。

例えば朝7時に起きた場合、深部体温は目覚めてから約11時間後の18時頃に、最も高くなり、そこから時間が経つとともに少しずつ下がっていきます。

人間の体は、体温が下がっていく過程で眠くなるという性質があります。ですので、**寝る前に深部体温がちゃんと下がることで、スムーズに眠ることができる**のです。

よい睡眠がとれない人は、この深部体温の上下のリズムが乱れ、ピークの時間帯にきちんと上がらなかったり、寝る時間になっても下がらないという問題のある人が多いのです。

寝る前のシャワーで深部体温を上げることができれば、ふとんに入るまでの間に体温が緩やかに下降していき、スムーズに眠りに入ることができるでしょう。

▼ナイトウェアの「触感」は、自律神経と密接に関係している

質のよい睡眠をとるためには「触感」もとても大切です。たとえば、寝るときの服装もそうです。

スウェットなどの部屋着で、そのまま寝てしまう人も多いようですが、快適な睡眠のためには避けるべきです。めんどうでしょうが、パジャマに着替えた方がいいでしょう。

寝ているときは汗をかきます。パジャマなどのナイトウェアは、**睡眠中の汗をスムーズに吸収することを考えた素材**になっています。ゆったりしている部屋着なら何でもよいだろうと思っているかもしれませんが、大切なのは素材なのです。

体を締めつけないような服装にすることも大事です。強いゴムなどで体を締めつけていると、なかなかリラックスできません。交感神経から副交感神経への移行がスムーズにできなくなるからです。それでは、質のよい睡眠もとれませんし、代謝も悪化してしまいます。

そういう意味でも、部屋着で寝ることはおすすめできないのです。**体にぴったりした服ではなく、少しゆったり目のサイズのナイトウェアを選べば、心地よく眠ることができる**でしょう。

いっそのこと裸で寝るのはどうか、と思うかもしれません。裸のほうがリラックスできる人は、裸で寝てもいいでしょう。それは好き好きです。

ただし、裸だと温度変化に敏感になりますので、ちょうどよい気温の季節がいいでしょう。

冬の肌寒い時期に裸で寝ていると、寝返りを打ったときに布団に冷気が侵入し、一気に覚醒してしまいます。夏の暑い季節でも、クーラーで体を冷やしてしまうかもしれません。

やはり、気候に応じた服装で眠ることが、質のよい睡眠につながるのでしょう。

せっかくなので、室温の大切さについても触れさせてください。

寒い季節に、「どうせ布団に入るのだから、室温は適当でいいだろう」と、外から帰ってきて寒いままの部屋で寝てしまう人がいます。

でも、**質のよい睡眠のためには、室温は重要なファクター**なのです。室温が不快だと、睡眠中に寝返りを打つとき、そのたびに眠りが浅くなってしまうからです。

夏の暑い時期にエアコンをつけずに寝ることも、睡眠の質を下げます。室温や湿度が高いと、かいた汗が蒸発せずに体がべっとりして不快になるからです。

最近のエアコンは、室温が変化しなければ、つけっぱなしでもあまり電力を消費しないので、夜は28℃くらいの設定にしてでもつけっぱなしにしておくことをおすすめします。

また、気温が上昇する一方の今の日本の環境では、エアコンを止めて寝ることは睡眠時の熱中症を誘発しかねません。

エアコンと扇風機を併用する人も多いと思いますが、風が直接体に当たると眠りが浅くなるので、扇風機を壁に向けて風が跳ね返るようにするなど、体に当たりすぎない工夫をしましょう。

▼「ラベンダー」や「サンダルウッド」の香りで心地よい眠りを

寝る前に好きな音楽を聞くのがリラックス効果を生むのと同様に、好きな香りをかいで眠ることも効果があるといわれています。

アロマテラピーなどで有名な香りには、覚醒作用のあるものと、鎮静作用のあるものが知られています。

このうち入眠に効果があるのは鎮静作用のある「ラベンダー」や「サンダルウッド」(白檀《びゃくだん》)、沈香《じんこう》などです。それらのなかから自分の好きなものを選ぶといいでしょう。

香りは直接睡眠に作用するのではなく、**心身をリラックスさせてスムーズな入眠を促す効果**を持ちます。眠ってから香りが何かの効果を生むという話はあまり聞きませんので、あくまでも睡眠前に使うものといえます。

使い方としては、たとえばアロマオイルをティッシュやコットンに適量しみこませ、それを枕元に置きます。すると、ほのかな香りがただよってきて、気持ちを落ち着かせてくれるはずです。

アロマオイルにはさまざまな種類があり、またブレンドしても使えるので、自分にぴったりの香りを探しましょう。寝る前にリラックスすることができれば、眠りにつくことが楽しみになるでしょう。

お気に入りの香りは、お風呂やシャワーでも楽しむことができます。

好きな香りとともに眠りにつくことは、睡眠の質を上げるうえでも効果が期待できます。

▼睡眠負債は、「昼寝」でこまめに返済できる

睡眠不足で日中に眠気を感じる人は、昼寝で補いましょう。

近年、「睡眠負債」という言葉が流行語になり、慢性的な睡眠不足の恐ろしさを多くの人が知るようになりました。

睡眠負債はため込むと病気につながりますが、「負債」なので、返済すれば問題ありません。そのために有効なのが昼寝です。

ただし、昼寝には適度な範囲があります。だらだらと居眠りを続けてしまうと、逆効果になることもあります。**時間帯としては遅くとも午後3時までにすること**。それ以降になると覚醒と睡眠のバランスが崩れてしまうため、夜の睡眠の妨げになります。

慢性的な睡眠不足を感じていなければ、15～20分がベストです。睡眠不足が続いている場合は、十分にとっても夜の睡眠の妨げにはなりません。

上手な昼寝の方法は、「あ、眠くなってきた」「今ならすぐに寝られそうだ」と思っ

た瞬間に実行することです。さっと寝る体制に移れれば、すぐに深い睡眠に入ることができるでしょう。

昼に寝てしまうと、夜に寝られなくなることを心配する人もいます。でも、昼間に眠くなるということは、睡眠が足りない証拠です。「負債」は早めに返済したほうがいいものです。先のことよりも、まず今の寝不足を解消してください。

いろいろと忙しくて、時間がないという人もいるでしょう。でも、**昼寝はスキマ時間でもよい**のです。あなたの生活で、スキマ時間はありませんか。探してみると意外と見つかります。

たとえば、移動中の電車内などもちょうどいいかもしれません。電車の振動が、よい睡眠にいざなってくれます。そうやって少しでも昼寝ができれば、気分がすっきりして、午後の時間も楽しく過ごすことができます。

また、実際に眠らなくても**目を閉じているだけでも、十分に効果があります**。昼寝の目的は、脳を休めることです。それが、よい代謝につながります。

何も考えずに、しばらくの間、目を閉じてください。気持ちをリラックスさせるだけでも構いません。

▼「寝だめ」は睡眠の質を悪化させる

「睡眠負債の解消に昼寝が有効なら、休日の寝だめも効果があるのでは？」と思っていませんか。でも、それは間違い。寝だめは逆効果です。

睡眠負債は単なる寝不足と違い、睡眠不足が蓄積することで起こる体の不調です。お金の負債と大きく違うのは、まとめてドンと返すことはできないということです。

平日は睡眠不足という人が、週末に午後まで寝ると、たっぷり寝たことで一瞬すっきりした気分になれるかもしれません。しかし、そのために**体内時計が狂ってしまうので、その後の睡眠の質が悪化**してしまうのです。

「体内時計を狂わせない」ということは、睡眠の質を高め、基礎代謝の高い体を維持するために欠かせません。

そのために重要なのは、できるだけ「毎日同じ時間に寝て、同じ時間に起きる」ことです。

そうはいっても、休みの日はたっぷり寝たい、と思うかもしれません。そういうときは、**「とりあえず起きる」**ことをしてみましょう。お昼まで寝たいなぁと思っても、まず10時に起きてみる。そして、ごはんを食べたり掃除をしたりして体を動かして、午後から昼寝をする。これでよいのです。

睡眠の質と量を見直し、適切に睡眠負債を解消すること。これが、いちばん簡単に、苦労せずに「燃える体」を手に入れる近道です。

▼20代も60代も基本は「7時間半睡眠」である

「歳のせいか朝早くに目が覚めるようになって」「最近は5時間寝れば十分なんです」という言葉を、多くの中高年の方が口にします。

しかし、歳とともに睡眠時間を短くすることは感心しません。

前にも述べたように、睡眠は、肉体の修復だけでなく、脳の疲労回復の役割も果たしています。そのため睡眠時間が短いと、脳が十分に疲労から回復せず、活性化しないままで朝を迎えてしまいます。

成人後は体の成長が止まっているため、成長期よりも睡眠を必要としないのは事実です。でも、臓器や筋肉などの疲労は、毎日、回復しなければなりません。それには**年齢に関係なく一定の睡眠時間が必要**です。

したがって、歳をとっても若いときと同じように、「7時間半の睡眠」を確保することが必要なのです。

7時間も寝られない、という人もいるでしょう。でも、**たとえ朝早く目が覚めてしまっても、目を閉じて横になっていればよい**のです。

起きると決めた時間が来るまでは、布団の中で今日1日の行動予定を考えたりして、決まった時間までは布団の中にいるということを習慣にしましょう。

先ほどお話ししたとおり、寝だめは生活リズムを乱してしまいます。日中どうしても眠ければ、うまく昼寝をしながらバランスを取る。土日休みであれば、金曜日から土曜日の朝にかけて7時間半寝て、足りない分は昼寝をする、ということから始めてみるとよいでしょう。

「睡眠時無呼吸症候群」は、こんなに危ない！

▼日本人の3人に1人は、睡眠中に呼吸が止まっている⁉

本書の冒頭で、「睡眠時無呼吸症候群」という病気のことを話しました。最近、耳にする機会が増えたので、ご存知の方も多いでしょう。

この睡眠時無呼吸症候群とは、眠っている間に呼吸が止まる病気です。英語の頭文字をとって、「SAS（サス）」とも言います。

専門的な話になりますが、医学的には、10秒以上の気流停止を無呼吸とします。そして、無呼吸が一晩に30回以上、または1時間あたり5回以上あれば、睡眠時無呼吸となります。

寝ている間の無呼吸に、私たちはなかなか気づくことができません。そのため、検査や治療を受けていない多くの潜在患者がいます。でも、問題なのは、**そんなに自覚しにくい病気なのに、気づかないうちに、私たちの日常生活にさまざまなリスクをもたらしている**ことです。

私は、とくに「糖尿病のリスク」について警鐘を鳴らしたいと思います。**睡眠時無呼吸症候群こそが、糖尿病の黒幕**だからです。

睡眠時無呼吸症候群が糖尿病や高血圧を誘発するとともに、糖尿病と一緒になって血管を傷め、心筋梗塞や脳梗塞などを招いているのです。

睡眠時間をきちんと確保しているのに、体の疲れが取れなかったり、日中に眠くなったりぼーっとしたりする。そんな睡眠の問題を抱えている人のなかに、この病気が隠れていることがとても多いのです。

この病気の怖いところは、自覚する機会がないことです。自分が発症していることに気がつかず、その間にじわじわと症状が進行してしまう、ということがよくあるようです。

最新の研究によると、なんと**日本人の約30%が睡眠時無呼吸症候群だと想定される**のです。この数字には、まだ治療を必要としないような軽症の人も含まれます。しかし、そのような軽症の人でも、病気に気がつかずに放っておくと、やがて重症になる可能性があります。

▼睡眠中の酸素不足は、こんなに体を傷めている

睡眠時無呼吸症候群は、睡眠中に呼吸が止まる病気です。多くの人が「いびきをかく」という症状を持っています。

いびきが急に止まったり、長い場合は、1分以上も呼吸が止まってしまうことがあります。先ほど、「いびきを侮ってはいけない」とお伝えしたのは、この話につながるからです。

睡眠時無呼吸症候群のおもな原因は、肥満と加齢だといわれています。太ると鼻道《びどう》や気道が狭くなり、呼吸が止まりやすくなってしまうのです。ほかには遺伝的な体質や体型（顔や頭の形）も関係があります。

また、歳とともに、だんだん肉がたるんで柔らかくなります。その肉が鼻道や気道を圧迫して、息が止まりやすくなるのです。これらの理由により鼻道や気道が狭くなっているため、いびきの音が出ているのです。

では、睡眠中に息が止まると、なぜ「糖尿病」や「高血圧」になるのでしょうか。それは、睡眠の深さと、息が止まることによる酸素不足に関連しています。そのメカニズムを簡単に説明しましょう。

息が止まるということは、体にとっては大変な事態です。体中に酸素が行き渡らなくなり、体のあらゆる機能が滞ってしまいます。

とくに脳の酸素不足は深刻です。脳は、たった5分間、酸素供給が途絶えるだけで、不可逆的に壊死《えし》してしまうのです。

そこで、速やかに呼吸を回復しようとして、脳は体を起こそうとします。具体的には、副交感神経優位の睡眠体勢から、交感神経優位の起床体勢にモードを切り替えようとします。これにより、リラックスしていた体が興奮状態になります。

この切り替えが睡眠中に何回も繰り返されることにより、深い睡眠が得られなくなり、睡眠不足になるのです。質の高い睡眠による脳や臓器のリフレッシュができなくなるため、ホルモン分泌の異常や体内のさまざまな炎症を招きます。

一方で、息が止まることによる酸素不足を補完しようともします。より多くの血液を供給するために、脈が早くなるのです。血液中の酸素が薄いから、循環する血液の量を増やして、酸素を全身に行き渡らせようとします。

それでも、酸欠状態が続いたら、次はどうなるでしょうか。今度は、血液の圧力を高めて、いっそう多くの血液を全身に送り込もうとします。つまり、血圧を上げるのです。

このような無理を重ねていくことで、だんだん血管のうちばりをする内皮細胞が傷つき、炎症を起こしていきます。しかも、この無理が毎晩続くのですから、修復する暇もありません。

この時点で、高血圧や動脈硬化のリスクが高まっています。

また、それだけではありません。酸欠状態が続くことで、ストレスホルモンが過剰に分泌されます。このストレスホルモンが高血糖を招くのです。**睡眠時無呼吸症候群が引き起こす低酸素状態と断続的な呼吸停止は、糖代謝に異常を起こさせ、糖尿病の発症リスクを高める**のです。

付け加えると、睡眠時無呼吸症候群による睡眠の質の低下は、肥満の原因にもなります。肥満によって、糖尿病を相乗的に悪化させるのです。

睡眠時無呼吸症候群の人は、そうでない人に比べて、**糖尿病の発症リスクが4倍に、高血圧の発症リスクも2倍に高まる**といわれています。また、糖尿病と高血圧は、どちらも血管を傷めつける病気です。血管の老化が進み、お互いに足を引っ張り合う形で症状を悪化させてしまいます。

糖尿病の合併症としても恐れられている脳の血管障害（脳梗塞や脳卒中）、心臓の血管障害（狭心症や心筋梗塞）の直接の原因になります。先ほども話したとおり、繰り返される低酸素血症と交感神経優位の状態が、動脈硬化を進行させ、血栓を作りやすくするためです。

糖尿病や高血糖という診断をされたら、まず睡眠時無呼吸症候群があるかどうかを検査しましょう。可能性がある場合は、その治療を優先してください。それが、健康な体に戻るための近道です。

▼睡眠時無呼吸症候群は、治療で治せる

繰り返しになりますが、睡眠時無呼吸症候群の前兆は「いびき」です。とくに大い

びきをかく人は要注意です。睡眠時無呼吸症候群の予備軍、もしくはすでに患者になっている可能性が高いでしょう。

睡眠時無呼吸症候群が疑われたら、専用の設備のある病院で1泊の睡眠検査を行います。この検査では、全身に電極をつけて、寝ている間の脳波や心電図などを総合的に測定します。

このとき1時間の呼吸停止が20回以上あると、中程度の睡眠時無呼吸症候群患者と認定され、治療対象になります。

糖尿病と睡眠時無呼吸症候群を併発している場合、まずは無呼吸を改善するところから治療を始めます。

睡眠時無呼吸症候群の治療をするだけで、血糖値が劇的に改善する方もたくさんいます。**血糖コントロールの指標とされるＨｂＡ１ｃが、２％以上改善した方も**いらっしゃいます。

治療は、CPAP（シーパップ）という機械を使うやり方が主流で、欧米ではかなり普及しています。

CPAPとは、日本語で「持《じ》続《ぞく》陽《よう》圧《あつ》呼《こ》吸《きゅう》療《りょう》法《ほう》」と呼ばれるものです。機械の力で圧力をかけた空気を鼻から気道に送り込み、狭くなった気道を強制的に広げて、睡眠中の無呼吸を防止する治療法です。

酸素マスクのような鼻マスクを装着して寝る必要があるため、最初は多少の拘束感があるかもしれません。

でも、慣れてしまえば不快感はありません。むしろ、睡眠時の無呼吸が劇的に改善されるので、その意味では、とても快適といえるでしょう。

CPAP治療を始めた患者さんたちからは、「こんなにぐっすり寝たのは、子どものとき以来だ」とか、「あんなに夜中にトイレに起きていたのに、一度も起きなくなった」、「朝の目覚めが快適で、二度寝をすることがなくなった」など、ほんとうに喜びと感謝の声ばかりが届いています。

逆にいえば、いま、**そういう睡眠が取れていない人は、睡眠時無呼吸症候群の可能性がある**わけです。

次のページに、睡眠時無呼吸症候群の主な症状を挙げています。気になる人は、セルフチェックをしてみましょう。

寝ている間の状態チェックについては、可能であればご家族やパートナーにも協力してもらえるとベストです。

ひとつでも当てはまれば、睡眠時無呼吸症候群予備軍の可能性があります。また、当てはまる項目が多い場合には、病院で検査を受けることをおすすめします。

睡眠時無呼吸症候群の危険度をチェック

●寝ている間、次に当てはまるものはありますか？

- □いびきをかく
- □いびきが止まり、大きな呼吸とともに再びいびきをかきはじめる
- □呼吸が止まる
- □呼吸が乱れる、息苦しさを感じる
- □むせる
- □何度も目が覚める（お手洗いに起きる）
- □寝汗をかく

●朝、起きたときに、当てはまるものはありますか？

- □口が渇いている
- □頭が痛い、ズキズキする
- □熟睡感がない
- □すっきり起きられない
- □身体が重いと感じる

●日中、起きている間に、次のようなことはありませんか？

- □強い眠気がある
- □だるさ、倦怠感がある
- □集中力が続かない
- □いつも疲労感がある

第3章

心と体を変えて「燃える体」になる

「食べ過ぎ」「寝不足」をリセット！体を燃やすとっておきの習慣

第1章では浅野先生が、第2章では私がお話ししてきたとおり、食事と睡眠で体を燃やす「代謝力」を上げることができれば、自然に血糖値の安定した元気な体に変わっていきます。

でも、「つい食べ過ぎてしまった」「忙しくて寝不足続き」ということもありますよね。そんなとき、**ちょっと体を動かしたり、マッサージをするだけで、「し過ぎた」「足りない」をカバーできる方法**があります。

ここでは、「やってしまった……」というときに使える、とっておきの小ワザをいくつかご紹介します。

生活習慣を変えるのは、一朝一夕では難しいもの。食事・睡眠の改善ポイントとあわせて、できることからやってみましょう。

▼ウォーキングは不要、「ながら足踏み」だけで代謝はアップする

代謝を上げる運動として、一番効果があるのは、やはりウォーキングです。理想は、1日の中で30分以上を毎日続けること。

でも、仕事や家事で忙しい毎日を過ごしている方が、毎日その時間を確保するというのは、なかなか難しいですよね。

そんなとき、私がおすすめしているのは、**「ながら足踏み」**。

これは、**その場で足踏みをするだけの簡単なもの**なので、誰でも簡単に取り組むことができます。

デスクワークで座っているときや、家事で立ち仕事をしているときなど、いつでもどこでも、できるものです。

わざわざ運動のための時間をつくる必要がないので、患者さんからも「これなら続けられる!」という声をたくさんいただいています。

1日1分くらいから始めてみて、慣れてきたら「テレビドラマを見ている間の30分」、など、時間を増やしていきましょう。

▼どうせ歩くなら食後に歩こう

前述の「ながら足踏み」よりも、もう少し効果を高めたい、できればダイエットもしたいという方は、やはりウォーキングがよいでしょう。

代謝を高める有酸素運動には、ジョギング、水泳などがあります。でも、今までまったく体を動かしていなかった人が取り組むには、ちょっとハードルが高いですよね。それに比べたら準備も練習も必要ないウォーキングは、手軽に取り組める運動です。

血糖値は、食後1時間前後でピークを迎えるので、そのタイミングでウォーキングをすると、糖が燃えて、高い効果を得ることができるでしょう。

仕事などが忙しい方におすすめしているのは、**お昼休みにちょっと遠くのお店までランチに行く**こと。そうすれば、食後、職場に戻るまでの間に自然にウォーキングができます。

自宅で過ごしているときも、近くのお店まで出かけて外でランチをしてみる。あるいは昼食後、少し遠くのスーパーやコンビニまで歩いて買い物に行ってみるだけで、体にいい効果が得られます。

しかし、なかなかそんな時間が取れないという場合は、5分でも10分でも、歩くことから始めてみましょう。ヘッドフォンで好きな音楽を聞きながら、1曲分だけ歩いてみる、というのでもよいでしょう。

「昨日は食べ過ぎた」という日の翌日だけ歩く、というのでも構いません。

運動で全身の筋肉が刺激されると、睡眠時無呼吸症候群のリスクも減らすことができます。筋肉の緩みを引き締めることで気道や鼻道が狭くなることを防げるからです。

効果があっても、「ツラい」「きつい」と感じてしまうことは、続かないものです。それよりも、無理なく楽しんで取り組めることを少しずつやっていきましょう。

▼足マッサージは血流&骨力アップに効果大

歩くのも足踏みもめんどくさい……という方におすすめなのは足のマッサージです。私は毎日お風呂で、ふくらはぎから足首にかけてマッサージをしているのですが、これがとにかく気持ちよいのです。

ふくらはぎは「第二の心臓」とも呼ばれ、下半身に溜まった血液を心臓に戻す、ポンプのような役割をしています。ですので、**ふくらはぎが硬くなって血流が滞ると、全身の血流も悪くなり、代謝も下がってしまう**のです。

また、筋肉や脳の神経などは、トレーニングをすれば死ぬまで成長が続きますが、骨や軟骨は年齢とともに衰えていきます。

毎日きちんと動かしていないと、体が勝手に「必要ないな」と判断して、骨はどんどん退化してしまいます。骨が弱くなると、骨粗しょう症の発症、そこから骨折、寝たきりにつながってしまう可能性もあります。

マッサージは、普段なかなか使えていない部分を動かし、骨力をキープするためにも有効なのです。

先ほどお話した、ながら足踏みやウォーキングも、血糖値を下げたり、基礎代謝を上げるというだけでなく、骨を健康に保つという効果もあるのです。

マッサージは、ひざを立てて座り、片足ずつ足首からふくらはぎにかけてゆっくりさすったり、ふくらはぎをつかんで下から上に揉んでいくというやり方がおすすめです。お風呂に入っているときや、テレビを見ているときなどに5～10分くらいで構いませんので、ぜひ試してみてください。

マッサージで血流が良くなると、体がぽかぽかしてきて、とても気持ちよくなれると思います。

全身の皮膚は触れる感覚を脳に伝えるのが仕事です。一日中まったく触れられないのでは、皮膚も退化してしまいます。皮膚を若々しく元気に保つためには、毎日一回は体のさまざまな場所の皮膚に触れることが大切です。

元気に歩いたり動いたりすることができなくなると、代謝力が下がり、燃えにくい体になってしまいます。そうならないためにも、マッサージで血流や骨の力を上げていきましょう。

▼姿勢を整えるだけで簡単に代謝は上がる

ウォーキングや足踏み、マッサージはなかなか続けられないという方は、「姿勢を正しくする」ということだけでも、やってみませんか。

姿勢は、体全体の健康の基本です。姿勢の良し悪しだけで、体にこれだけの違いが出てきます。姿勢を正し、息を素早く吸って、ゆっくり吐くことを心がけましょう。

○正しい姿勢

・内臓が正しい位置にあるので代謝力が高く太りにくい
・筋肉が正しく使えているので、痛みのない元気な体に
・深い呼吸ができるので、血流がよく、自律神経も安定する

○悪い姿勢

・内臓の位置が下がってしまったりするので、代謝力が低く太りやすい

・体が歪んだ状態になるので、腰痛・膝痛・股関節痛などの痛みの原因に
・呼吸が浅くなるので、血流が悪く自律神経も乱れやすい

「座るときによく足を組んでしまう」「バッグは、いつも同じ側で持つことが多い」「デスクワークで長時間座りっぱなし」「スマホやパソコンを見る時間が多く、前かがみになりがち」などの日常のクセは、すべて姿勢の歪みにつながるので意識して改めましょう。

正しい姿勢とは、**立ったときに、耳・肩・腰・くるぶしが、まっすぐな線でつなげる状態**です。また、**座っているときは、背もたれにもたれたり前かがみになったりせず、椅子に深く腰かけて骨盤を立てて座る**ことが大切です。

体の外見が歪んでいれば、当然中身にも影響があります。
また、猫背や前かがみの姿勢は、自信がなさそうに見えたり、年齢よりも老けて見

えてしまいます。

シャンと立てている人は、それだけで若々しく明るい印象になりますよね。

姿勢は、気がついたときにちょっと気を配るだけで、かなり変わります。代謝の高い「燃える体」になるために、心がけてみましょう。

思考を変えて「燃える体になる」7つの心得

▼【心得1】「信頼できる医師」を見つける

病気を治すのは、患者さん自身です。私たち医師は、「病気を治してくれる人」ではなく、治すための応援団にすぎないのです。

我々にできるのは、みなさんの「治りたい、治したい」という意思に沿って、専門家としての知識と経験から、ベストなアドバイスをすることだけです。

糖尿病は、一生付き合っていかなければならない病気ですから、原因となった生活習慣を探り当てるために、患者さんの生活を事細かに知る必要があります。

だから、患者のみなさんには、見栄を張ったりうそをつかず、何でも正直に話してほしいと思っています。「こんなことを言ったら医師に申し訳ないかな」という気持ちでついた小さな嘘が、健康を遠ざけてしまうことにつながるのです。

身近な人の口コミやインターネットの情報なども活用しつつ、どんなことでも話せる、信頼できる医師を見つけることが、糖尿病を改善する近道です。

同業者の足を引っ張るようなことはしたくありませんが、私が考える「こんな医者は選ぶな」という基準をいくつかお伝えします。糖尿病を改善したければ、こういう医師とは付き合わない方がよいでしょう。

×すぐカロリー計算式の栄養指導をしようとする

本書の冒頭でもお話ししましたが、カロリー計算では血糖値は下がりません。

血糖値が高くなっている原因は人それぞれなのに、患者さんの体質や生活パターンなどを考慮せず、**杓子定規《しゃくしじょうぎ》な栄養指導を最初に押し付けてくる医師は、いかがなものか**と思います。

また、食事は人生の楽しみでもあるので、ひたすら我慢・制限ばかりの治療では、精神的なストレスばかりたまって逆効果になるでしょう。

×何種類もの薬をすぐに出してくる

その人の病状や体質がよくわかる前に、すぐ薬を処方する医師がいますが、首を傾げざるを得ません。まずは、**よく話をして患者さんのことを知り、そのうえで処方を決めていくのが正しいやり方**だと私は思っています。

薬を出したり変更したりするのは、患者さんの生活習慣や体質を十分に理解することが前提です。初診・初対面で薬を変えたりすることは、一般的ではないと思います。

×長時間待たせる

糖尿病のような生活習慣病は、通院が長期間になることが多いです。その治療で、

毎回何時間も待たされるようでは、あなたの人生の大切な時間をロスしてしまいます。どんな医師を選ぶかは患者さん次第ですが、予約をしているにもかかわらず長時間待たせるような病院は、こちらからお断りしましょう。

待ち時間は原則30分以内が患者さんに対する気づかいだと思います。

×質問に答えてくれない

医師と患者の関係は一方通行ではなく、双方向でなければいけません。患者として疑問に思ったことや迷っていることを尋ねているのに、それに答えてくれないようでは、医師としての責任を果たしているとはいえません。**こちらの疑問に対して、しっかりと説明してくれる人が信頼できる医師**だと思います。

糖尿病治療は進歩を続けており、検査方法や薬もどんどんよいものが生まれています。医師が、患者のことを正確に知ることができれば、糖尿病は怖い病気ではありません。

これからの糖尿病治療における「名医」とは、患者の状況を正しく知り、生活習慣全体をよい方向に導くためのアドバイスをしてくれる医師です。

ただ検査して薬を出すだけというような、自分本位の医師に引っかからないよう、本当によい医師を選ぶ目を養うことが大切です。

▼【心得2】自分に必要な情報を「見極める力」をつける

先に申し上げたように、医師は「病気を治してくれる人」ではなく、「治ろうとする自分をサポートしてくれる人」です。


あくまでも、治療の主体は自分自身です。

いろいろな検査結果にしても、医師から渡されたものをただ保管するのではなく、**自分の体が今どんな状態なのか、ある程度わかるようになること**が必要でしょう。

もちろん医者になるわけではないので、すべてを理解する必要はありませんが、十分な予備知識を持っておくことで、医師に対しても的確な質問ができ、より詳しく回答してもらえるようになると思います。

それから、出された薬はすべて確認しましょう。今時は、インターネットで調べれば、それがどんな働きをするのか、副作用はどんなものかがわかります。自分の体を治すのは自分ですから、どんな治療をしているのか、しっかりと理解しておいた方がよいでしょう。

▼【心得3】とりあえず「通院し続けること」が改善の第一歩

「血糖値が高いんだけど病院に通うのがめんどうで」と言う患者さんは、たくさんいます。

「めんどうだ」と思うのは、好きな事を禁じられたり、体についてのよくない情報を伝えられるのが嫌だからです。「自分はまだ大丈夫」と甘く考えていることもあるでしょう。

たとえば、車を運転しているとき、車から変な音がし始めたら、ディーラーや修理工場に持っていきますよね。めんどうだからと放置しておいたら、もっと重大な故障が生じたり、事故を起こしてしまう可能性もあります。

自分の体もそれと同じ。血糖値が高い状態を放置しておけば、悪化する一方です。自然によくなることは、あり得ません。

通院は治療の第一歩です。定期的に医師と面談し、体の状態を確認してもらうこと。これさえ続けておけば、少なくともいきなり失明したり、人工透析になったり、足を切断したりすることにはならないはずです。

生活習慣の改善は、すぐにできるものではありませんが、**何も出来ていなくても、とりあえず医師に会いに行くこと、通院をやめないこと**が大切です。

▼【心得4】解決できないことは「考えない」

血糖値が高くなる原因のひとつは、ストレスです。ストレス源を解決することにより、血糖値が下がる例は少なくありません。

目の前にある「問題」は、大きく分けると解決できるか、できないかのどちらかです。解決できるなら、全力で解決してすっきりしましょう。それだけで、血糖値は下がります。ストレスで妨げられていた代謝も良くなり、燃えやすい体になるでしょう。

一方、解決できないときはどうすべきか。私は、それらのことはなるようにしかならないので、あれこれと考えず、とりあえず様子を見るのも手だと思っています。

どれだけ考えても解決できないのであれば、考えるだけ時間の無駄です。その間、心にも体にもストレスがかかり続けて、血糖値の上昇にもつながってしまいます。

自分ではどうにもできないことにこだわって、健康まで害してしまうなんて、もったいないですよね。そのためには、**解決できないことは考えず、自分のできることに目を向けてみる**のをおすすめします。

▼【心得5】がんばりすぎない、「いい加減」が大切

人間はムリなことは続かないようにできています。脳はイヤなことばかり続けると飽きてしまい、サボりたくなるようにプログラムされているのです。

ですので、最初は「やるぞ!」「がんばるぞ!」と固く決意していても、ムリが続くと、やがて「まあいいや」となってしまうのです。

糖尿病の治療は、ゴールの見えないマラソンのようなもの。それだけの長い時間、全力で頑張り続けることは至難の業です。**無理をして続けられなくなってしまうくらいだったら、はじめから「いい加減」なくらいで取り組んだほうが長続き**します。

私は、「あれもこれもやってください」というような、患者さんにとって負担ばかりの指導はしないようにしています。食事に気をつけて、禁煙、禁酒、睡眠時間の確保、毎日運動……などという、しんどい指導を全部一度にやってしまったら、その患者さんはギブアップして、もう来院しなくなるでしょう。

誰しも、悪いとわかっていても、好きなことはなかなかやめられないものです。「お酒はやめなくてもいいので、ビールをハイボールに替えませんか?」「夕食に一品だけ野菜を増やしてみませんか?」くらいの指導だったら、聞いてもらえます。そうやって、がんばりすぎずに続けられることから少しずつ、長期戦で向き合うのが糖尿病の治療です。

▼【心得6】体重は「0の付く日」に測ればOK

「体重と血圧、体温、血糖値は毎日測っています」という律儀な患者さんがいますが、私は**体重測定は10日に1回でOK**とお話しています。

測ることを忘れないように、「0の付く日に測りましょう」と、あわせて伝えています。体重は大きく変動するものではありませんし、昨日と今日で多少増減したところで、命の危険に直結するものではないので、そのくらいの頻度で測れば十分です。むしろ、毎日神経質に測定して、一喜一憂するほうがストレスになるでしょう。

生活指導により、ライフスタイルを変えたときは、2週間後の体重に注目してください。生活の変化が体重に表れるには、そのくらいの時間がかかるからです。

その代わり、血圧は毎日測ってください。尿糖の測定をしている人は、尿糖も毎日です。体温は、体調がおかしいと思ったときだけ測れば十分です。

血糖測定キットを渡されている人は、毎日朝だけ測るのではなく、週に1回、各食事の前後に測ります。そうすることで食事が血糖値をどう変えているかがわかります。

また、毎週決まった曜日に測るのではなく、火曜日に測ったら次は翌週の水曜日というように、曜日をずらしながら測ります。曜日によって生活リズムが違う場合、その影響を避けるためです。

ただ毎日、漫然と測るのは無意味です。

それらの記録は、何も考えずにただ記入するようにします。「増えてるなあ」と気にするのではなく、黙々と数字を書き込むだけでOKです。分析は医師とともにしますから、患者さんは測定結果を気にしすぎないようにしてください。それがストレスになると、だんだん測定が億劫になり、続けられなくなってしまいます。

▼【心得7】「脱インスリン」は夢ではない

糖尿病の人が、「治りましたから、もう来なくていいですよ」と医師から言われることはありません。ひとたび糖尿病になったら、もう一生のお付き合いなのです。インスリンを分泌する膵臓の機能を完全に復活させるのは、現代の医学では困難だからです。

ただし、**「インスリン注射を始めたら、もう抜け出せない」という話は、間違い**です。私のクリニックに通われている5000人の患者さんのうち、インスリン注射をしなくてよくなった人はたくさんいます。

全快はできなくても、最小限の負担で済むように改善することはできるのです。

「一生のお付き合い」という言葉の重さにがっくりしてしまう患者さんは少なくありませんが、逆に考えてみたらどうでしょう。これから長い付き合いになるわけですから、焦らず、ムリせず、できる範囲で取り組んでいこうと思えばいいのです。

糖は、人間にとって必要な栄養源ですが、同時に毒でもあります。毒にならないように防衛する機構が壊れてしまうのが、糖尿病です。

この関係は、酸素についても同じことがいえます。

我々は酸素がなければ生きていけませんが、酸素は体の細胞を破壊し、ガンを誘発させる毒素でもあります。それを抑え込む機構がうまく働かないと、老化が進み、病気を招きます。

そう考えると、糖尿病は「仕方がない」病であるともいえます。だから、深刻になりすぎずに、柔軟に取り組む姿勢が大切なのです。

おわりに

厳格な医師のところに行くと、「禁煙」「禁酒」「節制」「運動」「規則正しい生活」といった課題を次々と与えられます。

こんなやり方では、無理ばかりで結局続けられず、挫折してしまうのがオチです。私のところには、他の病院の厳しい指導に付いていけず、駆け込んできた患者さんもたくさんいます。

課題を全部クリアすれば、血糖値は下がるかも知れません。でも、そんな我慢だけの人生、楽しくないですよね。

私は、「死ぬまで続けられること」だけを実行するようにすすめています。自ら進んでやれること、続けてできることを選択しないと、何のために生きているのかわからなくなってしまいます。

楽しくない、がまんだらけの毎日は、本書でお伝えした「燃える体づくり」と正反対のものです。代謝のよい燃える体は、心が健康でないと手に入らないからです。

糖尿病はうまく付き合えば、健康な人と変わらないくらい長生きができます。たばこは控えるべきですが、お酒は1単位までなら飲んだほうがいいくらいです。食事も、あまり神経質になりすぎず、できる範囲で楽しめばいいのです。

まずは、本書のアドバイスのうち、「これならできる」と思える項目をひとつだけ選んで、やってみることから始めてみませんか。それを続けられたら、「できた」ということが自信につながります。

そうやって、できることからひとつずつ取り組んでいけば、あなたの心と体は変わっていくはずです。

血糖値は食べて下げる 寝て下げる

発行日　2018年11月29日　第1刷
発行日　2018年12月18日　第2刷

著者　田中俊一
浅野まみこ

本書プロジェクトチーム
編集統括　柿内尚文
編集担当　小林英史、村上芳子
編集協力　山崎修、田代貴久（キャスティングドクター）
デザイン　河南祐介、藤田真央（FANTAGRAPH）
イラスト　ヤギワタル
校正　東京出版サービスセンター
DTP　G-clef

営業統括　丸山敏生
営業担当　熊切絵理
営業　増尾友裕、池田孝一郎、石井耕平、戸田友里恵、大原桂子、矢部愛、綱脇愛、川西花苗、寺内未来子、櫻井恵子、吉村寿美子、矢橋寛子、大村かおり、高垣真美、高垣知子、柏原由美、菊山清佳
プロモーション　山田美恵、浦野稚加、林屋成一郎

編集　舘瑞恵、栗田亘、堀田孝之、大住兼正、菊地貴広、千田真由、生越こずえ
講演・マネジメント事業　斎藤和佳、高間裕子、志水公美
メディア開発　池田剛、中山景、中村悟志、小野結理
マネジメント　坂下毅
発行人　高橋克佳

発行所　株式会社アスコム

〒105-0003
東京都港区西新橋2-23-1　3東洋海事ビル
編集部　TEL：03-5425-6627
営業部　TEL：03-5425-6626　FAX：03-5425-6770

印刷・製本　中央精版印刷株式会社

Printed in Japan ISBN 978-4-7762-0983-6